AF877818

Les Abysses du cœur

Marie-Laure Dumont

Les Abysses du cœur

Publibook

Retrouvez notre catalogue sur le site des Éditions Publibook :

http://www.publibook.com

Ce texte publié par les Éditions Publibook est protégé par les lois et traités internationaux relatifs aux droits d'auteur. Son impression sur papier est strictement réservée à l'acquéreur et limitée à son usage personnel. Toute autre reproduction ou copie, par quelque procédé que ce soit, constituerait une contrefaçon et serait passible des sanctions prévues par les textes susvisés et notamment le Code français de la propriété intellectuelle et les conventions internationales en vigueur sur la protection des droits d'auteur.

Éditions Publibook
14, rue des Volontaires
75015 PARIS – France
Tél. : +33 (0)1 53 69 65 55

IDDN.FR.010.0110753.000.R.P.2008.030.40000

Cet ouvrage a fait l'objet d'une première publication aux Éditions Publibook en 2008

A mon Frère !

« Que tu viennes d'ici ou d'ailleurs,
De t'adopter au début, j'en aurai peur,
Puis tu m'offriras ton plus beau sourire,
Et tout s'envolera dans un silencieux soupir.

Que tu sois handicapé : mental ou moteur,
Tu seras pour moi avant tout un enfant,
Avec tes pleurs, tes envies d'un monde meilleur,
Tu seras de ma chair, tu seras de mon sang.

Ta mobilité te donne des ailes,
Ta cécité te montre le bout du tunnel,
Tu te moques de ta déficience,
Et moi, la petite sœur, je t'admire en silence !

Oui ! Je t'admire car ma culpabilité,
Je n'arrive pas à l'oublier,
Peut-être qu'un jour, j'arriverai à t'en parler.
Peut-être, au moins, j'arriverai à te l'avouer.

Aujourd'hui, je recherche la force de lutter,
Contre ces démons qui t'arrachent à moi depuis toutes ces années.
Mon frère, tu ne peux pas savoir à quel point, je voudrais te ressembler.
Et trouver la force de regarder ta mort en face sans avoir envie de pleurer ! »

A ma Mère !

La petite flamme que j'ai dans le cœur,
C'est à toi que je la dois,
Car tu as allumé la première étincelle du bonheur,
Et depuis ta force tranquille vient l'attiser pas à pas.

Une force tranquille, silencieuse et discrète,
Qui a toujours su préserver notre intimité,
Tout en étant constamment prête à y rentrer,
Pour nous guider sans obérer notre propre volonté.

Dans nos silences comme dans nos cris,
Dans nos souffrances comme dans nos répits,
Ce sont toujours tes bras protecteurs,
Qui ont rendue notre vie meilleure.

Si je suis, aujourd'hui, une jeune femme aussi accomplie,
Malgré la maladie et tous mes soucis,
C'est parce que tu as su me donner les bons outils
Qui me permettent de profiter des bons côtés de la vie !

Rien ni personne ne pourra faire taire,
Cette rage de vivre inspirée de ton courage,
Et cet optimisme profond qui coule dans mes artères,
Je le dois à ton amour et ses témoignages…

…Un sourire, un geste, une parole ou un silence,
Chacun de ces petits riens ont forgé en moi une espérance,
Je sais qu'un jour je souffrirai de ton absence,
Mais quoiqu'il arrive tu resteras ma seule et unique référence.

A Agnès et Josée,

« Deux âmes sœurs, deux amies, deux étoiles qui brillent dans mon cœur. Sans elles, je n'aurai jamais été jusqu'au bout de ce récit. Chacune à leur manière, elles savent faire ressortir le meilleur de moi-même. Je vous remercie et je remercie la vie de m'avoir, non seulement, permise un jour de croiser votre route mais surtout que vous soyez encore à mes côtés aujourd'hui ! »

« Il y a deux autres personnes qui se reconnaîtront à qui je veux dédier non pas ce livre mais plutôt le courage que j'ai eu de l'éditer trois ans après. L'une d'elle m'a incité à le faire après la lecture en avant-première du manuscrit et m'a toujours encouragé à le publier. Elle compte parmi mes petites étoiles de mon ciel de l'amitié. J'ai partagé avec toi mes plus beaux CARPE DIEM de l'année 2007. Tu es une jeune femme brillante, tu as un don inné pour l'empathie. Une intelligence de vie qui est bien plus constructive et importante que n'importe lequel des savoirs. Ta culture et ta richesse, tu les détiens dans ton cœur. C'est ce qui fait de toi, une personne unique à mes yeux. C'est ce qui fait de toi, une personne qui mérite d'être connue.

L'autre personne a été le témoin malgré elle du déclic que j'ai eu devant un superbe film intitulé « Into the wild » de Sean Penn sortie le mercredi 9 janvier 2008 en France qui narre une histoire vraie d'un jeune américain qui comme moi était en quête de sa vérité.

A toutes les deux, je vous aime. Vous êtes rentrées dans ma vie à la période la plus charnière de ma lutte contre la maladie, à la période la plus critique et dure aussi car j'ai failli perdre pieds en m'égarant dans les méandres de la souffrance. Mais à la veille de ma renaissance qui se déroulera le 27 février 2008, vous m'avez donné le courage de livrer non seulement à vous mais aussi à toutes mes étoiles de l'amitié « Les abysses de mon cœur ». Mon courage ne réside pas dans le fait de faire lire cette romance à des lecteurs anonymes que je salue et remercie, ici, de s'intéresser à cet ouvrage. Mon courage réside dans le fait de le faire lire à tous mes amours de vie. Je sais que je détenais en moi la force de vivre l'acceptation de ma condition de femme avec une colostomie et sans utérus ni ovaire. Je sais que j'avais la clef de ma guérison psychologique et avec l'aide des chirurgiens de la guérison physique mais si je suis revenue de l'enfer de la souffrance physique, de la prison intellectuelle qu'engendraient les problèmes d'incontinences c'est grâce à mon frère, certes, qui m'a montré un réel exemple de courage mais aussi grâce à vous deux qui avaient été les piliers. Deux amies qui n'ont jamais eu de cesse de me répéter et de me démontrer ces derniers mois, les valeurs que je détenais en moi. Je sais pour l'avoir lu dans vos yeux lorsque vous étiez en première ligne que ça n'a pas toujours été évident pour vous aussi de me secourir. Mais ce qui m'a sauvée, c'est avant tout qu'à aucun moment, je n'ai vu de la pitié dans vos yeux... juste de la tendresse et de l'amour ».

Chacun de nous à le pouvoir de se guérir de tous les maux à condition de ne jamais se replier sur soi-même. Si j'ai réussie à franchir cette étape c'est parce que je n'ai pas eu peur d'aller chercher mes réponses dans le coeur de chacun de mes amis qu'ils aient été de longues dates ou plus récents. Et même si parfois j'avais peur de vous perdre en cours de route aujourd'hui et pour toujours, je vous offre "Les abysses de mon coeur" ».

La sève première de tout courage c'est l'amour et à vos côtés je n'en ai jamais manqué.

Note de l'auteur

Toute ma vie durant, j'ai lutté contre une vie d'élagage, où maladies, dégradations et souffrances étaient le lot de mon quotidien.

A force de trébucher sur ces obstacles qui détruisent tout sur leurs passages, telles des tempêtes, mon petit navire finissaient par ne plus avancer.

Je finissais par me dire que j'étais définitivement perdue dans cet océan de vie, sans boussole, sans repère.

Je me sentais isolée mais les témoignages d'amour de mes proches m'ont ouvert les yeux sur une toute autre réalité : Je ne suis pas dans l'ombre de ces maladies : Endométriose ou Myopathie de mon frère. Je ne suis pas une anonyme, bien au contraire !

Le plus dur dans toutes maladies, c'est la solitude, c'est ce face à face si personnel, au plus profond de nos entrailles, on doit tout donner.

Mais aujourd'hui, je le sais que ce soit ma famille, mes amis, vous me portez jusqu'en haut des cimes, là où on obtient la plus belle des leçons de vie :

« L'amour des autres et surtout la confiance qu'on peut lire dans leurs yeux et qui nous dit :

« Tu vas y arriver ! »

« Les grandes épreuves nous permettent de rentrer en contact avec nous-même, de se connaître et de se réaliser. »

Troublant face à face !

1

— Espérance ! Espérance ! Espérance !
— Ils t'acclament et en redemandent !

Jamel est euphorique. Il jubile mais Marie est exténuée, trois heures de concert l'empêchent allégrement de profiter de ce tonnerre d'applaudissements. Elle n'en peut plus ! Mais elle va tout de même répondre aux attentes de son public parce qu'elle sait que cet ultime face à face fait d'elle une femme vivante ! Elle ira puiser au plus profond d'elle-même les dernières ressources de vitalité pour remercier tous ces milliers de personnes qui sont venues ce soir.

Le concert touche à sa fin et c'est un immense succès. Tout le travail de ces derniers mois récompensé par ces acclamations et ces rappels. Après avoir bu une gorgée d'eau, Marie Liberté retourne sur la scène !

Un vrombissement d'applaudissements fait trembler les murs et le plancher. Cette vibration marque la communion de l'idole avec ses fans. C'est toute la magie invisible du live ! Ce face à face troublant est tout aussi puissant qu'un dîner en tête-à-tête avec l'être aimé. C'est comme une première déclaration d'amour… Et d'ailleurs, c'est presque ça. Premier concert à Boston, Marie le sait, elle est privilégiée de vivre cet instant unique. Ce partage d'émotions aussi intense avec cette foule, elle le vit pour la première fois !

Elle s'assied au milieu de ses musiciens sur un tabouret et attend que son public tende l'oreille. Elle regarde tout autour d'elle, la moindre petite parcelle de salle comme pour immortaliser dans sa mémoire cet instant précis. Elle ne veut surtout rien oublier de sa première fois. Elle sourit puis dit :

— Tout a commencé ici… à Boston… vous étiez les premiers à aimer mes chansons…

La salle démarre au quart de tour après ces quelques mots prononcés par leur star. Chacun reçoit ces paroles comme si elles leur étaient directement destinées. Un aveuglant fanatisme qui les pousse à ressembler à leur idole, à connaître chaque chanson, à épier le moindre petit article dans les journaux…

Certains, même, s'évanouissent !

— Il y a un an, jour pour jour, vous avez entendu sur toutes les ondes cette chanson après le gala de solidarité AIDS organisé par Doug Mayflower que je salue !

Au même moment, un spot lumineux éclaire dans le public, un monsieur cheveux grisonnants longs, bouclés et une barbe longue d'un siècle. Le sourire aux lèvres, il salue la foule instinctivement et lance un baiser à Marie.

Les musiciens commencent à jouer cette chanson. Un par un : guitariste, bassiste, batteur, percussionnistes, tous reprennent une petite partie de la mélodie de « Humanité Perdue »

Marie continue son monologue au rythme de cette orchestration :

— Demain, je repars pour la France pour une succession de shows mais je tenais à vous rendre hommage ce soir, vous qui avez cru en moi !

A l'unisson les musiciens s'arrêtent de jouer ! Un silence qui paraît absolu, après tant de mélanges de sonorités, parcourt la salle et Espérance pour la dernière chanson de sa représentation commence un « a cappella » que rien ni personne n'ose interrompre :

« Nous sommes ensemble réunis ce soir,
Pour témoigner d'une belle histoire... ♪
Comme un roman couché par écrit...
L'histoire d'une maladie... ♪

Nous sommes ensemble réunis ce soir
Pour témoigner de mon histoire.
Et sans vous, tous mes amis... ?
Je n'aurai jamais été jusqu'au bout du récit !

Refrain :
A chaque pas, je n'ai plus peur,
Car j'ai découvert le meilleur
De ce que l'on peut attendre d'une vie !

A chaque choix, je n'ai plus peur,
Car même avec tous mes malheurs,
J'ai le bonheur de vous avoir proches et amis.

Nous sommes ensemble réunis ce soir,
Et vos visages se mêlent à mon histoire
Et je voulais vous remercier de m'avoir si bien porté
Dans la pénombre de cette soirée eh... eh ! ♫

Refrain
Nous sommes ensemble réunis ce soir
Et je vous prie de bien vouloir le croire !
Si je vous dis que je suis sauvée,
Car pour moi ! Ce qui compte ! C'est de vous aimer ! »

Marie Liberté qui est Espérance, pour ces millions d'anonymes, quitte la salle alors que tous continuent leurs applaudissements et gardent encore un ultime espoir d'une ré-apparition de la chanteuse si émouvante, qu'ils viennent de voir partir dans les coulisses.

Elle sourit à tous ses musiciens et les enlacent en les remerciant de leur prestation. Les petits rituels de caresses et tapes amicales font le tour de toute l'équipe puis elle finit dans les bras de son amour.

— Tu as été formidable ma crevette !

Jamel ne paraît pas être dans son assiette tout à coup ! Il n'accompagne pas ses félicitations par un visage radieux et satisfait. Quelque chose le préoccupe et Marie le devine de suite.

— Qu'y a-t-il Jam ? On dirait que tu as vu un fantôme !

Jamel l'accompagne dans sa loge et lui demande de s'asseoir. La pièce lui semble soudainement moins belle, moins fleurie et toute petite voire oppressante. Il s'approche de sa femme et lui prend les mains comme pour mieux attirer son attention. Marie est fatiguée mais ravie de cette soirée.

— Quoi ? Qu'est-ce qu'il y a Jam ? Je ne t'ai encore jamais vu sous ces hospices ! Tu as un air sombre ! Mais enfin ? Que se passe-t-il ? Ton silence m'inquiète !

Marie a quitté subitement son sourire béant pour laisser la place à un air inquisiteur.

Jamel prend une grande respiration et se lance :

— C'est ton frère ! Il est à l'hôpital ! Ils ont été obligé de lui faire une trachéotomie ! Et l'opération ne s'est pas bien passée... Ta mère vient de m'apprendre qu'il est entre la vie et la mort !

Marie reste silencieuse à cette nouvelle. Son visage s'est renfrogné. elle a le souffle coupé comme lorsque l'on reçoit un violent coup de poing à la poitrine. Elle se détourne de Jamel pour faire face au miroir. Cherche à fixer le moindre petit détail de sa table de maquillage et dit sèchement, les yeux embués :

— Sors !

Jamel tente de répliquer un « tu es sûre ! » mais il s'entend à nouveau et plus violemment dire :

— Sors !

Il se dirige vers la porte, la mine déconfite. Il sait qu'il vient de terrasser la femme qu'il aime par cette nouvelle aussi stressante qu'impromptue. Il aurait aimé ne pas être le coursier de cette terrible nouvelle car il sait qu'en de telles circonstances, le messager est souvent celui qui est écarté du jeu le premier. Maintenant et jusqu'à nouvel ordre, il ne pourra plus être d'un grand secours pour sa femme. Alors qu'elle vit, tout à la fois, son premier succès et une vraie agonie. Il reste un moment derrière la porte de la loge comme pour attendre un dernier appel à l'aide. Mais il sait que Marie, en de pareilles circonstances... il n'y a pas si longtemps… a préféré affronter seule les terribles nouvelles allant jusqu'à Durham toute seule. Allant jusqu'à le quitter à l'aéroport de Boston plutôt que de lui demander de l'aide ou le moindre soutien. Et s'il ne l'avait pas rejoint en France pour son opération, il ne serait pas mari et femme à l'heure qu'il est ! Que le temps passe vite se surprend-t-il à penser ! Un an déjà ! Un an de vie commune et malgré tout, nous revenons au point de départ !

Un gars de l'équipe vient le voir pour lui dire deux, trois bricoles. Jamel lui répond sans réellement faire attention :

— Non ! Il n'y aura pas de séance dédicaces ce soir ! Ce n'est pas le bon moment, ce n'est absolument pas le bon moment !

Son co-équipier lui demande si tout va bien ? Mais aucune réponse ne vient le réconforter. Il s'éloigne sans insister et se prépare à décevoir les centaines de fans qui espèrent avoir un autographe, un sourire, un geste de leur idole. Au moment où il s'apprête à prendre le virage de ce long corridor, il entend la porte de la loge s'ouvrir et la voix enrouée de Marie lui crier :

— Stéphane ! tu n'annules rien ! J'arrive ! Donne-moi une demie heure !

Puis elle referme la porte derrière elle, tout en happant son mari à l'intérieur de la loge.

— Chéri ! Tu te débrouilles comme tu veux mais je veux être le plus rapidement possible auprès de mon frère. Tu prends le premier vol pour Paris ! Tu réserves les billets de train, bref ! Tu te débrouilles mais je veux être à l'hôpital du Mans le plus tôt possible. Je ne vais pas me laisser abattre par cette nouvelle. Je suis sûre qu'il est en train de lutter en ce moment de toutes ses forces. Comme il l'a toujours fait ! Je veux l'accompagner du mieux que je peux dans ce face à face avec la mort ! Chéri, excuse-moi pour tout à l'heure, je t'aime.

Jamel n'a pas le temps de dire : « ouf ! » que Marie est déjà repartie dans la peau d'Espérance pour aller satisfaire ses fans qui l'attendent avec impatience pour obtenir un autographe.

2

Une heure plus tard, Marie est sous la douche, brûlante. Les yeux fermés comme pour disparaître loin de la réalité. Elle laisse le jet d'eau couler, couler comme pour se laver de sa mélancolie, de sa tristesse. Comme pour inonder son chagrin, elle est là inerte. Elle est dans ses songes lorsque la porte de la salle de bain se referme tout doucement, la faisant sursauter.

— Jamel ? Est-ce toi ?

Une voix douce lui répond :

— Non ! Ce n'est pas ton homme qui vient t'apporter ton peignoir !

Marie retrouve, pour quelques instants, son sourire et s'exclame :

— Larah !

Elle sort de la douche enroulée de son peignoir et fait face à cette si belle femme. Un mètre soixante-dix huit, cinquante huit kilos, brune, les yeux verts et noisettes. Larah a tout le profil de l'hôtesse de l'air. Elle travaille d'ailleurs pour l'une des plus grandes compagnies aériennes françaises. Marie enlace son amie :

— Je suis heureuse de te voir ici. Tu ne m'avais pas dit que tu serais sur Boston ! Tu étais au concert ou tu viens juste d'arriver ?

— Tu plaisantes ! rétorque Larah.

— Je n'aurai manqué pour rien au monde la première d'Espérance ! Nous sommes venues ma sœur et moi de New York pour te voir si resplendissante sur scène !

Larah a une sœur qui vit à New York depuis quelques années. Marie et elle se connaissent depuis quelques mois seulement. Mais elles sont devenues en peu de temps de vraies amies. Larah est apparue dans sa vie par un e-mail. Désemparée, elle lui demandait de l'aide pour la guider. Elle pensait à l'époque être atteinte d'endométriose, elle aussi. C'est en cherchant des sites pour trouver des réponses à ses craintes que Larah tomba sur le site de soutien de Marie. Trois heures de bavardages lui permirent d'être plus sereine car elle avait tous les renseignements nécessaires pour aller voir de grands spécialistes. Après un mois d'examens complets, elle annonçait à Marie qu'elle n'avait finalement rien qui ressemble à de l'endométriose. Soulagée et heureuse d'avoir trouvé un réel réconfort en la compagnie virtuelle de Marie, Larah voulut l'honorer et la remercier par une rencontre au restaurant. Depuis, et dès qu'elles le peuvent, les deux comparses essayent toujours de caser quelques dîners dans leur emplois du temps respectifs très chargés, avec ou sans leur maris.

Larah n'est pas dupe ! Son amie n'est pas dans son assiette :

— Pour quelqu'un qui vient de faire le plus grand show de sa jeune carrière, tu n'as pas l'air très euphorique ! ça ne te ressemble pas ! Que t'arrive-t-il ? Tu devrais être un train de hurler de joie, de partager ta liesse avec ton amie ! Je t'imaginais deux minutes plus tôt le visage radieux mais là ! On dirait que je suis précipitée dans une autre dimension où il n'y a eu ni concert, ni gloire, ni acclamations !

Marie revient de l'autre pièce dans un jean délavé et une chemise mauve, les manches retroussées. Elle demande à son amie de la suivre dans les couloirs vers sa loge où ses valises sont déjà toutes prêtes à partir :

— Je suis désolée Larah. Il m'arrive un imprévu et je ne peux pas m'éterniser à Boston. Je dois impérativement prendre le premier vol pour Paris.

Larah décontenancée, ne comprenant pas ce qui oblige Marie à repartir aussitôt. Elle lui demande :

— Qu'est-ce qui te fait fuir Boston si vite ?

Marie s'assoie un instant et regarde tristement son amie :

— Je ne fuis pas Boston ! Mon frère est à l'hôpital ! Et c'est grave ! Crois-moi ! C'est grave et j'ai peur ! J'ai peur qu'il ne s'en sorte pas cette fois-ci ! J'ai peur de ne pas arriver à temps pour l'accompagner, le soutenir. Je veux qu'il sache que sa petite sœur est là pour lui. J'ai toujours été présente dans tous ses coups durs. Je ne veux pas qu'il en soit autrement cette fois-ci.

Larah comprend toute l'importance de ces propos. Elle s'assied au côté de son amie et la prend par les épaules :

— Oh Marie ! Je suis désolée ! Vraiment !

A cet instant, Jamel entre dans la loge tenant des billets d'avion dans ses mains, il regarde la scène et dit :

— Désolé de vous l'apprendre mais il n'y aura pas de vol avant demain matin, 9h00 ! Alors, soit on reste là à se morfondre... soit on va dîner avec ta sœur et ton mari pour essayer de se changer les idées. Qu'est-ce que vous en pensez ?

Marie se tape les deux genoux en même temps et se redresse comme pour faire face à la fatalité :

— Et bien tâchons de finir cette somptueuse soirée de concert en beauté et comme le dit souvent mon frère : « On ne va pas se laisser gâcher la vie par cette P..... de maladie ».

Larah regarde son amie retrouver son teint rose et son esprit optimiste. Elle lui dit l'air sincère :

— Tu m'étonneras toujours Marie Liberté ! Et ce tempérament si volontaire en toutes circonstances ! Je sais aujourd'hui pourquoi l'endométriose n'a pas eu raison de toi. Tu as un moral de vainqueur. Même au plus fort de la tempête, ton petit navire ne perd jamais pieds. Je me souviens d'ailleurs ce que tu m'avais écrit un soir dans l'un de tes nombreux courriels alors que tu avais affronté cette opération et que ta vie de femme en allait être à jamais modifiée. Malgré cela tu portais l'espoir en toi, tu m'avais écrit :

« Un océan de vie qui subit les tempêtes du cœur, de l'esprit et du corps. Une petite envie de s'échapper parfois de cette embarcation pour toucher la terre ferme !

Mais je ne veux pas être comme Christophe Colomb : Oublier que ces douces contrées peuvent être apprivoisées au point de s'en emparer. Alors je profite de la plus belle des douceurs celle de partager. Et si les tempêtes parfois m'emmènent trop loin que les cris des sirènes me font chavirer sur les récifs, alors je me retourne vers vous et d'un regard intensif, je vous fais comprendre que c'est de votre main tendue ou de votre épaule chaleureuse que jaillira ma sérénité joyeuse !

Je n'ai jamais été aussi proche de la vérité quand j'affirme que l'amour, l'amitié et l'espérance sont des sources de vie et d'envie de lutter !

Le reste n'est que pacotilles ! Des érosions sur notre embarcation mais que l'on peut facilement maîtriser si on prend soin de les éradiquer au fur et à mesure de leurs apparitions ».

Marie écoute son amie lui réciter comme un poème cet e-mail. Elle se le rappelle comme tous les écrits qu'elle invente pour une mélodie ou juste pour une correspondance. Marie se souvient de chaque mot comme étant l'écho de ses émotions profondes. Celui-ci fait partie de ces nombreux textes écrits comme un appel au secours qui se perd dans la légère brise. Il était intense, chargé d'une vérité. Chargé de la vérité sur la vie de Marie Liberté. A cette époque, le deuil de l'enfantement avait fait son cheminement, le deuil de sa féminité avait eu plus de mal à être accepté. C'est Jamel qui lui avait permis de surmonter cette peur. Ce poème, écrit dans un instant d'inspiration intense, lié à une émotion profonde vient tout à coup la frapper derrière la nuque comme un violent boomerang incontrôlable.

Marie, les larmes aux yeux, dit à son amie :

— C'est incroyable ! Tu le connais par cœur ! Je devrais me méfier lorsque je couche mes états d'âme sur le papier…

Marie se rapproche de Jamel et le prend dans ses bras :

— Tu viens de me faire revivre en quelques mots une centrifugeuse d'émotions entre espoir, désarroi et volonté. Entre incertitudes, confiance et amour… En t'écrivant ce texte, je franchissais en même temps un grand pas en avant. Je livrais en fait, mot à mot, l'acceptation de ma situation de femme sans utérus, sans vagin. Je venais de comprendre grâce à l'amour de cet homme, ici présent, que l'on peut rester en toutes circonstances, une femme, une mère… Tout cela se construit dans le regard de l'autre et non pas à l'intérieur de nous. Merci de me le rappeler ce soir ! C'est comme un doux rappel à l'ordre. Finalement, rien n'est insurmontable. Je tâcherai de m'en souvenir ces prochaines 48 heures.

Tout en prenant son manteau, Larah dit :

— Eh bien ! J'ai une petite faim après tant d'émotions ! Et ce concert ! Quel concert !

La petite troupe se dirige dehors par les sorties annexes pour éviter la foule qui reste là, dans l'espoir de toucher, voir et obtenir de son idole un dernier échange de regard. Il y a effectivement encore beaucoup de monde agglutiné à la sortie. Marie n'en revient pas. Bousculée, elle se surprend même à en avoir un peu peur de cette soudaine, si soudaine notoriété. Les gardes du corps ont beaucoup de mal à maîtriser ce mouvement de foule. Juste avant d'arriver à la limousine, louée par la maison de production pour l'occasion, une franche bousculade fait tomber une petite fille qui se met à pleurer et crier très fort.

Marie qui a assisté à la chute se précipite sur cette enfant pour éviter qu'elle ne se fasse piétiner. Elle se surprend même à penser « Quelle horde de barbares ! » :

— Tu n'as rien ? Ca va ?

La petite fille, tremblotante, s'agrippe à Marie de toutes ses forces. Dans la foule, une voix affolée se fait entendre :

— Zoé ! Zoé !

Marie fait signe aux gardes du corps de laisser passer la mère de l'enfant et réalise en regardant fixement le visage de cet enfant, qu'il lui est familier.

— Tu es Zoé ? Zoé… La petite fille de l'avion. Mais oui ! Je te reconnais !

La petite fille lui fait un signe de la tête « oui » mais étant encore sous le coup de la peur, ne répond pas franchement. Elle essuie, avec la manche de son manteau, son nez qui coule et fait un énorme bisou à Marie.

Marie propose à la mère de Zoé de monter dans la voiture avec les autres pour être en sécurité puis tous ensemble, ils s'éloignent enfin de la cohue. La mère de l'enfant, l'air navré, aussi tremblotante que sa fille dit enfin :

— Je suis confuse vraiment ! Elle a tenu absolument à venir vous voir mais personne ne l'a laissé rentrer. Et vous savez quand elle a quelque chose dans la tête, on ne peut pas l'en dissuader.

Marie se souvient de la petite fille. Elles avaient passé ensemble un bon moment dans l'avion lors de son premier voyage à Boston l'année dernière. Une vraie chipie… Mi-ange, mi-démon comme le sont tous les enfants à cet âge là. Zoé a grandi en taille mais son visage ne change pas le moins du monde.

— Voulez-vous rester manger avec nous ? Ca me ferait tant plaisir ! Nous ne sommes qu'entre amis et vous seriez Zoé et vous les bienvenues !

— J'ai peur que la petite soit trop fatiguée !

Zoé n'a pas lâché Marie depuis la bousculade. Elle est enfouie dans son cou. Les tremblements s'estompent peu à peu tandis que le sourire est revenu. On sent dans le regard de l'enfant tout l'innocent amour qu'elle porte à Marie. Elle n'est pas dans ses yeux une idole ni une chanteuse de grande notoriété, elle est juste Marie… La Marie de l'avion, la copine de voyage que la petite fille n'a jamais oublié. Zoé regarde sa mère et lui dit tout en bâillant aux corneilles :

— Non, ze ne suis pas fatiguée, ze veut manger avec Marie. Z'il te plaît, maman, dit « oui »

— Vous êtes sûre que cela ne vous dérange pas ?

Marie sourit à la mère de Zoé :

— Non, pas le moins du monde ! Je serai ravie d'avoir des nouvelles de ma petite Zoé !

La voiture roule lentement jusqu'à l'hôtel et finit de bercer l'enfant qui s'est finalement endormie dans les bras de Marie. Arrivés à l'hôtel, Marie la dépose délicatement dans le lit de sa suite et propose à tout le monde de rester dîner dans la salle à manger d'à côté plutôt que de redescendre. A l'unisson, tous sont ravis de cette proposition. Jamel rajoute :

— Assez de bains de foules pour ce soir !

Marie demande à la mère de Zoé, tout en lui proposant de s'asseoir entre Jamel et elle :

— Je ne connais même pas votre prénom ?

— Pamella ! Bien souvent mes amis m'appellent « Pam ».

— Pam ! Je vous présente Larah, son mari Samuel et sa sœur Victoria.

En regardant tout le monde, Marie dit en se frottant les mains :

— Alors que voulez-vous manger ?

Toute la joyeuse équipe réunie dit en cœur :

— Du homard braisé ! La spécialité de Boston !

Chacun et chacune commande son petit menu. Les discussions vont bon train. Seule, Marie n'est pas réellement dans l'ambiance. Elle passe un agréable moment mais toujours avec l'esprit occupé. En attendant que les plats arrivent, elle demande à tout le monde de l'excuser. Elle s'éclipse pour aller vérifier ses e-mails, au cas où elle aurait reçu d'autres nouvelles de la France. En entrant dans la chambre, elle prend toutes les précautions nécessaires pour ne pas réveiller Zoé. Elle la regarde un moment dormir et devant son petit visage atypique, Marie se surprend à verser une larme. Zoé est trisomique. Mais elle est avant tout une enfant pleine de vie. Elle aussi vivra des moments durs dans la vie. Le regard des autres… Elle devra faire preuve d'adaptation dans cette société dont les différences sont traitées avec si peu d'égard. Marie se souvient des regards des autres sur son frère. Les réflexions d'enfants du même âge. Des réflexions qui n'étaient pas tendres... Zoé devra à son tour les affronter... Elle les affronte peut-être déjà !

Marie allume l'ordinateur. Aucun message des parents. Rien qui pourrait la rassurer juste pour cette nuit ! Par contre, une vingtaine de messages du groupe de soutien se téléchargent un à un, puis un autre message de son amie Diana apparaît. Marie n'a aucune envie de lire tous ces messages qui parlent d'endométriose, d'examens, qui témoignent de souffrance ce soir ! Parfois, il faut savoir se préserver. En revanche, elle s'arrête volontiers sur celui de Diana. Son amie et ancienne collègue lui parle de la crèche, de sa petite puce de quelques mois et lui demande des nouvelles de sa famille, de ce fameux concert :

— « *... J'aurais aimé après tant d'années de soutien et de galère te voir enfin réaliser ton rêve. J'aurais eu les larmes aux yeux de te voir être acclamée par tous ces anonymes. J'aurais été une spectatrice privilégiée. La seule à savoir l'importance de ce moment à tes yeux. J'aurais été fière de toi ! Après toutes ces années de lutte, de doutes, de rage de vivre... l'accomplissement d'une réelle preuve de ton courage. Un an après, Noël et moi-même parlons souvent de toi ! Quelle courage tu as ! Quelle volonté ! Comment fais-tu ? Je suis heureuse de te savoir sur scène, je suis émue !*

Nous aimerions t'inviter à ton retour en France, serais-tu disponible ? Tu nous manques !

Bisous, Diana »

Marie réfléchit un instant. Les yeux embués. Doit-elle dire la vérité à son amie ou doit-elle mentir ? Devant ce petit écran, elle hésite puis se lance dans un aveu :

— *Comme tu me l'as dit lors d'une de nos nombreuses conversations, la vie nous fait traverser des épreuves afin de tester notre âme dans le choix du bien et du mal. Et ce soir, J'en ai encore une douloureuse preuve !*

Il est vrai que des obstacles, des épreuves sur le chemin de ma vie, j'en ai rencontrés si bien que j'en garde de belles cicatrices visibles et invisibles qui ont creusées des sillons dans mon cœur. Une mélancolie se dessine en mon sein. J'aurais aimé avoir une vie moins dure. Je pensais avoir enfin réussi à gagner mon paradis mais j'avais oublié dans ma propre quête de rémission la réelle épreuve que la vie m'ait donnée d'affronter. L'accompagnement de mon frère, non pas dans la vie, mais plutôt vers une mort lente et agonisante. Vous me félicitez, tous, de mon courage et de ma volonté. Mais je n'ai aucun mérite ! Quand je lis dans les yeux de mon frère cette flamme, ce scintillement de vie alors que dès la naissance, il était condamné, je ne pouvais être autrement, moi, la petite sœur. Ce soir, je dois encore une fois m'armer de patience et de courage pour aller affronter la mort en face ! Rodolphe ne mérite pas ce qui lui arrive mais voilà... Qui peut choisir sa destinée ? Personne !

Il va être emporté, pris au piège de cette maladie qui se joue du temps qui passe et de nos nerfs. Comment, malgré ma gloire de ce soir, pourrai-je éviter ce goût amer ? Impuissance pesante, existence accablante, quand on ne peut rien y faire, rien y changer !

A chaque combat, ce n'est pas ma foi dans le bien et le mal qui est mise à rude épreuve mais plutôt ma jeunesse qui dérive vers une maturité pas forcément évidente à accepter. Une innocence d'enfant trop vite oubliée à l'instar d'une vie de bouclier. Je me suis toujours bagarrée sans rechigner. Mais dans cette épreuve de sang, c'est cette épée de Damoclès qui nous paralyse. Même si nous en avons tiré des leçons. Un bien ou un mal, ce choix, il n'y en aura pas car la seule issue est de le voir partir sans même qu'il n'ait pu goûter au plaisir d'avoir son propre libre arbitre. Alors ce soir, je suis entre deux sentiments : joie et peine. Ils ont toujours été intimement liés dans toutes les circonstances de ma vie ! Le concert était fabuleux mais rien de cette nouvelle vie ne pourra m'apporter ce que mon frère m'a donné : « L'envie de vivre quoiqu'il puisse se passer ! »

Si je me livre ainsi ce soir, Diana, c'est que mon frère est entre la vie et la mort... Et je n'ose pas imaginer qui sera le plus fort ! Le plus triste, arrivé à ce stade de sa maladie « La Myopathie » est que je ne sais plus ce qu'il faut prier ? Prier pour qu'il vive ou prier pour qu'il parte ? En de telles souffrances, la mort n'est-elle pas... une libération ?

Excuse-moi de tous ces états d'âme.

Orson Welles a dit : « Seuls l'amour et l'amitié comblent la solitude de nos jours. Le bonheur n'est pas le droit de chacun, c'est un combat de tous les jours. Je crois qu'il faut le vivre lorsqu'il se présente à nous. »

Ce qui me préoccupe le plus, en cet instant précis, est de savoir si un jour je pourrai vivre pleinement un bonheur sans avoir à craindre l'annonce d'une mauvaise nouvelle en parallèle ! C'est ma croix de vie, c'est le lot de mon quotidien. La différence entre le bien et le mal n'existe pas : il y a toujours du bien dans le mal et du mal dans le bien. Voilà ma vérité, voilà ma leçon de vie...

— Marie ? Le repas est arrivé. Viens-tu ? Jamel regarde sa femme. Ce regard, Marie le connaît bien dans les yeux de son amour. Il est inquiet. Il n'a pas eu de tête à tête possible de toute la soirée et il est en manque de réponses rassurantes sur l'état du moral de sa femme.

Marie sait qu'elle n'a rien fait pour rassurer son époux. Entamer une discussion avec lui, elle n'en a pas l'envie, ni la force :

— Oui j'arrive, deux secondes !

Jamel s'approche d'elle et l'enlace. Il se penche pour l'embrasser.

— Je t'aime Marie ! Prends ton temps mais tu nous manques à table.

— J'arrive Jam, je finis de répondre à Diana.

— Ok, ma crevette. Mais dépêche-toi sinon ton plat va être froid et il faudrait penser à te reposer aussi, non ?

— Je vais bien Jamel ! Ne t'inquiète pas et je ne suis pas fatiguée du tout !

Marie termine son e-mail par ces mots :

« Rien n'est établi à l'avance, il ne tient qu'à nous de changer les dés. Je t'embrasse Diana.
Orson Welles a raison... Seuls l'amitié et l'amour comblent nos solitudes. Je t'embrasse. Marie »

Marie regarde un instant le sommeil paisible de Zoé. Puis elle se dirige vers l'autre pièce, un peu plus sereine, comme toujours lorsqu'elle écrit. Son cœur est plus léger !

Elle se lance à corps perdu dans la conversation avec ses amis afin de passer une bonne soirée en leur compagnie. Après tout, ce n'est pas tous les jours qu'elle les voit.

3

L'avion a du retard. Saleté de guerre Irak/U.S.A. Tout est minutieusement contrôlé. Rien ne doit échapper à la vigilance de la sécurité. Marie et Jamel sont enfin prêts à décoller après un parcours plus que désagréable de fouilles et contrôles divers. Marie maugrée. Jamel la prend dans ses bras et lui dit en l'embrassant tendrement :

— Au moins, nous sommes sûrs d'être en sécurité.

Marie le regarde dans les yeux, l'air sceptique. Elle finit par pouffer, agacée par le calme de Jamel. Elle n'est jamais rassurée en avion. Jamais !

Elle accroche sa ceinture et serre son livre contre elle en regardant à travers le hublot. Depuis que Jamel partage sa vie, il connaît le rituel du livre pour le décollage et est toujours surpris du choix des lectures de sa femme en de telles circonstances. Marie se débrouille toujours pour dégoter un livre à catastrophes. Jamel, tout sourire, regarde le livre en faisant un signe de tête, l'air moqueur :

— Qu'as-tu pris cette fois-ci ? Une catastrophe naturelle ? Une enquête policière sur un accident de voiture ?

Marie se retourne et suit le regard de son mari posé sur le livre. Jamel, au même moment, cherche le titre mais n'en trouve aucun. La couverture semble ternie et le livre assez ancien. Il ressemble à un manuscrit. Jamel regarde Marie, l'air interrogateur mais celle-ci ne lui répond pas.

Face à ce mutisme, Jamel n'insiste pas. Il a appris à reconnaître chez sa compagne les petites mimiques qui veulent dire : Laisse-moi tranquille ! De plus, il a confiance, il sait que Marie n'a pas de secret pour lui. Un jour, elle lui dira à quoi correspond cet ouvrage qu'elle blottit tout contre elle comme un rare trésor.

Marie regarde attentivement l'avion s'avancer sur la piste. Elle sent battre son cœur mais elle sait que ce n'est pas la peur du décollage qui lui procure cette montée soudaine d'adrénaline. Elle regarde de nouveau le livre et ouvre la première page. Ses yeux s'attardent sur cette écriture jaunie par le temps. Une écriture d'enfant… son écriture ! Elle lit doucement rien que pour elle, chaque phonème, chaque mot, chaque phrase et redécouvre le premier paragraphe déposé là, il y a si longtemps par ses soins. En déchiffrant ces proses écrites maladroitement, Marie le sait au plus profond de son être… Ce livre est la matérialisation et la personnification du puzzle de son âme, l'essence de sa jeune existence, son jardin secret. Elle a en tête un but précis en l'emmenant avec elle dans ce périple. Mais elle n'en dira mot à son chéri. Une partie de son être ne lui permet pas de révéler l'importance de ce livre où sur le verso de la première page, il y est écrit :

« Le Journal intime de Marie Liberté ! »

Elle s'applique à lire les premiers paragraphes de ce recueil comme pour exhumer le passé.

« Le 29 Mars 1985, 11 ans ».

« Cher journal,

Je suis allée t'acheter ce matin chez la libraire du centre ville ! Il m'a fallu du courage car elle me fait peur cette dame. Jamais le sourire, toujours l'air de te suspecter. Enfin, j'ai pris tout mon temps pour te choisir... A la réflexion, c'est peut-être ça qui l'ennuyait le plus ! J'ai déplacé tous les autres pour te trouver enfin ! Puisque tu allais être mon confident, mon compagnon de voyage, il fallait que tu sois beau. Comme j'aime les choses anciennes voire antiques, tu es l'imitation d'un vieux livre. Ta couverture est dans les tons cuivrés, mouchetée et elle est bordée d'un petit signet. Tel un vieux parchemin, tes pages sont jaunies ! Je te voulais ainsi car j'aime à croire que je te garderai toute ma vie et je l'espère longue et belle ! J'espère aussi qu'un jour, tu seras lu par d'autres personnes que moi car je vais te livrer mon cœur et je veux le partager » !

Un léger sourire se dessine sur le visage de Marie. Toute l'innocence de son enfance se dégage de cette naïve prose. Un parfum de nostalgie émane de cette confidence d'une enfant à son cher journal. Elle ne se souvenait plus de ce que l'on peut ressentir lorsque la vie nous permet d'être encore ingénue. Elle continue sa lecture en tournant, avec précaution, les pages qui partent en lambeaux :

« Pour l'instant, ma vie n'est pas si belle que ça ! Et d'ailleurs, je n'aurais pas eu l'idée de t'acheter si cela avait été autrement !

Mon frère Rodolphe est tombé malade. Depuis, papa et maman n'ont plus beaucoup de temps de disponible à m'accorder. Au début, j'étais jalouse mais maintenant j'ai compris (Maman dit que j'ai mûri mais je n'aime pas ce mot. Je ne suis pas un fruit ! En plus après avoir mûri, le fruit pourrit et moi je n'y tiens pas à pourrir !) Je comprends qu'ils soient obligés de s'occuper plus de mon frère ! Ce que je ne comprends pas, c'est pourquoi la maladie tombe sur les enfants ? Ma mamie est malade mais elle est vieille et un jour elle partira au ciel et c'est nor-

mal ! Mais mon frère, il est tombé malade à 8 ans. Et là, je ne comprends pas pourquoi ? Il n'a jamais été méchant avec personne donc il ne mérite pas d'être puni !

Bref, en tous cas, comme c'est pas juste, j'ai décidé de ne pas trop embêter papa et maman avec mes soucis d'enfant et je te les confie à toi maintenant ! Comme le sport, tu vas prendre le relais. Parfois j'ai des émotions, des sentiments et même des perceptions que je ne comprends pas toujours, et c'est le cas en ce moment. Pourquoi mes parents veulent-ils absolument m'envoyer dans cette colonie de vacances au ski ? Je voulais rester à la maison ! Mon frère rentre de son centre d'handicapés et je voulais être avec lui pendant les vacances mais non ! Ils veulent me cacher quelque chose, j'en suis sûre ! J'ai surpris maman en train de pleurer l'autre jour ! Je sais qu'il se passe quelque chose mais quoi ? Ils m'ont dit que c'était pour mon bien ! Mais comment ils savent ce qui me ferait du bien ? Puisque je ne leur ai rien dit ! Moi ! Je veux rester et savoir ce qui rend si triste ma mère ! En plus, mon jour d'anniversaire tombe pendant cette colonie et je vais avoir douze ans alors je suis assez grande pour participer aux discussions de la famille à présent ! Mais je n'ose pas attrister maman encore plus ! Alors je ne m'opposerai pas à cette décision ! Je suis grande et donc raisonnable ! Il faut que j'écoute et que je fasse tout ce que veulent les parents. Comme ça, je ne leur provoquerai jamais, jamais, jamais de soucis.

Il faut que je te laisse cher journal car maman m'appelle pour le repas et je ne veux pas que ta présence dans cette maison soit divulguée (divulguer : être révélé. Je viens d'apprendre ce mot grâce à Nestor Burma, le meilleur détective du monde !)

Si papa et maman savent que je me confie à toi plutôt qu'à eux... Ils auraient beaucoup de peine ! Ils seraient même jaloux peut-être ! Tu risquerais de finir à la pou-

belle et j'aurai une fessée ! Vite ! Maman monte ! Je te cache ! Où ? Sous le lit vite ! »

Marie regarde par le hublot. Ils sont déjà au-dessus des nuages. Pour elle, le paradoxe de l'avion est qu'elle a une trouille bleue de cet engin mais elle est également enchantée de se retrouver en de tels sommets. Cette vue imprenable du ciel, immaculé d'aucun nappage ! Et en dessous, l'accumulation de tous ces nuages paraît être un monde extraordinaire tout droit sorti de « l'île aux enfants ! » Une gigantesque barbe à papa. Marie se surprend à fixer cet immense voile cotonné, à la recherche de Casimir ou de monstres gentils. Comme dans ses souvenirs d'enfants ! Des souvenirs, elle s'apprête à les revivre au rythme du souffle léger de Jamel, qui après une rude semaine, s'est endormi paisiblement. L'organisation du concert pour le manager, est plus exténuante que le concert en lui-même. Pauvre Jam ! Marie se penche pour lui déposer un baiser sur les lèvres. Mais il ne se réveille pas, tellement il est exténué !

Marie continue son plongeon quelques années en arrière :

« Le 29 Mars 1985, il est 21h15.

J'ai brossé mes dents et je suis dans ma chambre. Je t'écris juste pour te dire que j'ai trouvé une meilleure cachette ! Je suis fière de moi, ainsi nous serons à l'abri tous les deux ! Un jour, je dirai à mes parents que tu existes mais pour l'instant je te cache dans le double-fond de ma table de nuit ! A bientôt. Marie ».

« Le 3 avril 1985, demain c'est le départ pour la colo !

Cher journal,

J'ai préparé toutes mes affaires avec maman. Aujourd'hui, on a même été acheter une combinaison de ski ! Elle est super belle ! C'est la deuxième fois que je vais skier mais c'est la première fois que j'ai ma propre combinaison ! Finalement, je suis contente d'aller au ski parce que je vais prendre le train couchette ! Tu te rends compte ! Dans le train, il va y avoir des lits installés rien que pour nous ! Je ne sais pas comment ils vont faire pour les disposer tous ? Parce qu'il y a beaucoup de monde qui prend le train. Maman dit que ce sont des lits superposés et je suis contente parce que chez Sylvain, mon cousin, il y a des lits superposés et j'adore dormir tout en haut quand je suis chez lui ! J'espère que je vais pouvoir prendre le lit du haut parce que je suis « clostrofobe » d'après maman. (Non, j'ai regardé dans le dico, ça s'écrit claustrophobe ! C'est mon père qui m'a appris à toujours regarder dans le dico quand on a un doute d'écriture !) Claustrophobe, ça veut dire qu'on a peur d'être dans un lieu clos d'après le dico mais moi, j'ai peur simplement quand je suis enfermée dans l'ascenseur ou que je suis enfermée et que je ne peux plus sortir ! Alors peut-être que maman s'est trompée de mot ? Vite ! y a quelqu'un qui arrive ! »

« Le 3 avril 1985, il est tard.

Mais j'ai envie d'écrire un poème pour Mickey mon chat. Il est mort la semaine dernière.

Je marche dans la rue,
Sans savoir où je vais.
Attirée par l'inconnu,
Je ne fais que de rêver.
Quelque chose me pousse,

A aller toujours tout droit,
Et sur ma frimousse
Se dessine un sourire rempli de joie !
Je m'arrête un instant.
Et j'entends pas loin de là,
Un bruit insignifiant,
Qui se dégage de derrière moi.
Quelque chose me frôle le mollet.
Un frisson d'effroi me traverse le corps,
Je suis la seule à jouer dehors.
Mais très vite ma peur disparaît,
Car je ne vois tout simplement,
Qu'un bébé chat me caressant.
Ayant perdu ses parents,
Il ne cherchait que l'amour d'un enfant !

Marie.

Voilà, j'espère que mon chat est heureux au paradis des chats ! Bon ! je vais me coucher mais avant, cher journal, je te préviens : il va falloir que tu dormes dans mon sac à dos car je t'emmène au ski ! Alors bonne nuit et à bientôt ! Marie. »

Marie s'arrête un instant de lire lorsque l'hôtesse lui demande si elle souhaite une boisson. Elle fait signe de la tête : oui ! Et repart dans sa lecture.

« Le 7 avril 1985, mon anniversaire !

Cher journal,

Excuse-moi ! Je t'ai laissé très longtemps dans le sac mais c'est trop génial ici ! On est en Italie et on mange des pâtes et pizzas tous les jours. C'est cool ! Ce soir, c'est mon anniversaire et les monos m'ont dit qu'on fait une surboum ! C'est génial ! J'ai un copain, il s'appelle Arnaud. Il est très beau et je crois qu'il m'aime bien aussi ! Parce que je suis tombée aujourd'hui et il m'a aidé à me relever. On est les inséparables de la colo d'après les monos ! Ils disent qu'on est amoureux ! Mais c'est même pas vrai ! En tout cas, j'aimerai bien qu'Arnaud m'invite à danser un slow ce soir ! Comme c'est la sieste forcée, parce que ce soir on se couche plus tard, j'en profite pour écrire un poème. J'adore t'écrire des poèmes et peut-être est-ce que je l'offrirai à Arnaud quand on retournera à la maison... »

« Je suis d'une humeur rêveuse,
Je suis très heureuse.
Le monde est gai quand tu es près de moi.
Le monde est gai quand tu me prends dans tes bras.
Une goutte d'encre sur un papier blanc,
Cette goutte d'encre sculptée forme un mot.
Il y a la vie, il y a la mort mais il y a l'amour aussi !
Mais pourquoi tout ceci pour te dire tout simplement : je t'aime.
Oui ! Je t'aime pour toute la vie,
Je m'accroche à toi, je ne te lâche pas,
Tu hantes mon esprit. Toutes mes pensées sont pour toi.
Et avec mon marker, je t'écris des mots d'ailleurs
Pour avoir un monde meilleur.
J'aimerais être une larme pour briller dans tes yeux quand tu es malheureux.
J'aimerais être un cœur pour battre à cent à l'heure quand tu es amoureux.
J'aimerais être une fleur pour embellir ton cœur et donner de la couleur à tout ce qui pourrait être gris dans le monde où l'on vit.

J'aimerais être un oiseau pour t'éloigner de tous les problèmes et m'envoler jusqu'au bout de la nuit, là où tous les gens s'aiment.

J'aimerais être un soleil pour apporter un plus à la vie, pour t'éclairer dans ton sommeil et briller à l'infini.

Enfin, j'aimerais être une chanson pour pouvoir te dire je t'aime sans risquer d'avoir de la peine.

Marie. »

« Voilà, qu'est-ce que tu en penses cher journal ? Tu crois qu'Arnaud sera content ? Je crois que c'est mon amoureux finalement ! Mais ne le dis à personne... c'est un secret ! »

« Après la surboum !

Je suis super heureuse ce soir ! J'ai dansé avec Arnaud et il m'a même fait un bisou ! Vite, quelqu'un arrive ! ».

« Je pleure et c'est de ta faute ! Saleté de journal ! Je ne te ferai plus jamais confiance de ma vie ! Tu as laissé Séverine lire mon poème et tout le monde s'est moqué de moi ! Je ne t'écrirai plus jamais ! Je te mets dans mon sac et tu n'y bougeras plus ! »

Marie en prenant une gorgée de son jus d'oranges pressées sourit à la lecture de ces dernières phrases. Elle pense en regardant le lever du soleil par le hublot :

Je ne me souviens même plus du visage de ce garçon !

Elle reste un moment à contempler la douce beauté du ciel lorsque le soleil semble définir le point d'horizon. Face à un tel spectacle, Marie a toujours l'impression qu'elle pourrait toucher du bout des doigts les limites de cette sphère... que nous nommons « le monde ». En appréciant, ces divines couleurs dégradées, d'une rare beauté, Marie pense :

Finalement, ce n'est pas de la barbe à papa mais plutôt la barbe des Dieux...

Elle se remet le nez dans son livre. Elle effleure timidement du regard, chaque mot couché par écrit. Elle ressurgit, du plus profond de son être, cette âme d'enfant :

« Le 18 Novembre 1989, anniversaire de maman.

Je viens de tomber sur toi, le cher journal de mon enfance ! Tu étais resté là où je t'avais laissé après une dispute apparemment ! Cela m'a fait sourire de relire toutes ces lignes ! J'ai dû sacrément être blessée pour te laisser choir au fond de mon sac aussi longtemps ! Mais je ne me souviens pas de la douleur juste de la situation ! J'ai constaté à maintes reprises que la douleur en elle-même disparaît de nos souvenirs. Seul le désagrément reste dans notre conscience !

J'ai grandi et mûri (ce mot n'est pas si mal puisqu'il reflète ma maturité avancée ! J'ai 15 ans mais j'ai l'impression d'être déjà une adulte !) C'est le résultat de l'accompagnement de mon frère dans son quotidien !

La maladie nous fait évoluer plus vite que l'on ne voudrait ! Aujourd'hui, j'ai l'impression d'être passée à côté de l'insouciance de l'enfance !

Je me souviens, comme si c'était hier, de ce séjour au ski. Je connais les réponses aux questions que je me posais !

En effet, le but de ce séjour était de m'éloigner de la famille, le temps que mes parents trouvent les bons mots, le bon discours pour me faire comprendre et digérer le fait que mon frère utiliserait désormais un fauteuil roulant pour se déplacer et que la myopathie était une maladie très grave puisqu'elle est létale !

Depuis ces quelques années, je n'ai pas eu d'autres choix que d'acquiescer tout ça et d'accepter la fatalité mais sans me résigner. De ce jour, toutes les situations de la vie rencontrées, bonnes ou mauvaises, font l'objet d'une analyse minutieuse et poussée dans mon esprit d'adolescente ! »

Marie arrête de lire un moment. L'écho de ces quelques lignes, fait ressurgir un flash du passé. Une vision oubliée, enfouie en elle depuis si longtemps vient frapper aux portes de sa conscience. Elle se rappelle des moindres détails de ce fameux jour où elle retrouva son frère Rodolphe dans ce fauteuil roulant. Un engourdissement lui parcourt les jambes et une drôle d'émotion remonte à la surface… Elle l'avait oublié cette sensation qu'elle avait eu à l'époque. Dans l'avion qui la ramène auprès de son frère, elle se souvient de l'engourdissement cérébral qu'elle avait ressenti. Cette soudaine immobilité de son frère, elle en était prisonnière à son tour. Elle sait, maintenant, pourquoi elle est si claustrophobe ! Elle se souvient de l'effet de statue de sel que lui avait provoqué cette vision. Elle avait eu l'impression d'avoir touché au fruit défendu. Elle se sentait punie d'un méfait qu'elle n'avait pas commis. Elle s'en souvient, tout à coup ! Tout lui revient en tête ! Ses jambes flageolent et elle ne sait plus si elle doit ou non continuer sa lecture.

Pourquoi avait-elle ressorti ce manuscrit de ses valises ? Pourquoi ? Elle se le demande subitement ! Elle regarde autour d'elle et essaye de se calmer. Elle reprend une rasade du liquide orangé et frais. Elle retient son souffle et continue de lire :

« … Comme exutoire, je suis restée égale à moi-même, j'écris des textes.

Aujourd'hui, je joue aussi de la guitare et je cherchais un cahier pour y déposer toutes mes proses écrites : textes ou chansons ! Mais je débute en musique alors pour l'instant, c'est surtout Tanguy qui compose les mélodies et je me contente d'écrire les textes ! Tanguy est ma meilleure amie ! Je pense ne pas me tromper quand je dis qu'elle restera ma meilleure amie encore très longtemps ! Enfin ! Pour cette fois, je pense ne pas me tromper (même si en amitié, j'ai déjà pris des claques).

Alors, cher journal, puisque c'est ainsi que je te nommais tu vas être le support de tous mes poèmes ! Je te préviens tu as du retard !

Je commence par le poème que j'ai écris tout à l'heure pour l'anniversaire de ma mère :

« L'amour est une chose indéfinissable
Qui peut-être éternel ou durer qu'un instant,
Qui peut faire du mal à un être intouchable
Ou donner du bonheur dans le cœur d'un enfant.
Tout le monde le connaît et chacun a le sien !
Mais personne ne sait la durée de ce bien !
Quand on aime et est aimé.
C'est si merveilleux de savoir que l'on est deux !
Et cette pensée reste gravée même si l'on est au fin-fond des cieux. »

« Ma mère est une femme extraordinaire. J'ai une complicité, avec elle, exacerbée. Je suis constamment en train de rechercher sa compagnie, ses bras et son écoute. Même si nous n'avons cependant pas énormément de moments d'intimité car mon père est un réel envahisseur d'espace ! Il veut tout savoir, tout entendre, tout contrôler alors je ne me confie pas énormément. Il y a certaines choses, à quinze ans, qu'on n'a pas forcément envie de révéler à son père ! Donc je ne dis rien à personne c'est

plus simple ! Comme cela, pas de conflit, pas de danger que ma mère soit obligée de lui répéter ce que je lui aurais confié.

Cette complicité non verbale avec elle est sans nulle doute liée à ma naissance. Je suis née prématurée et dans la souffrance d'une séparation prolongée de plus de deux mois : ma mère a fait une septicémie et j'étais dans une couveuse en train de me débattre pour rester en vie. Etre née à six mois et ne peser que 900 grammes n'est certainement pas un bon démarrage dans la vie. Tandis que je me débattais avec tous ces tuyaux, ne ressemblant qu'à un « monstre aux grands pieds » (selon mon frère), notre mère était entre la vie et la mort ! Pauvre de nous ! Plus tard, en regardant une émission sur les grands prématurés, nous nous sommes rendues compte que cette prime séparation que subissent les grands prématurés d'avec leur mère pouvait déclencher dans l'inconscient une empreinte liée à une forte anxiété du sentiment d'abandon, selon les pédopsychiatres ! Ce jour-là, en regardant l'émission, nous sommes tombées dans les bras l'une de l'autre en pleurant comme des Madeleines. Ensemble et sans dire mot, nous avons réalisé que notre fort attachement était fondé sur cette période de souffrance. Nous avons pris conscience de l'amour mère-fille qui s'est installé, une fois les retrouvailles faites ! Même si je ne m'en souviens pas réellement, le comportement aujourd'hui de protection et d'amour que je ressens pour elle plus que pour mon père, est la marque inévitable, inéluctable et indélébile de ces deux premiers mois de vie. Nous sommes deux rescapées ! Une mère et sa fille qui ont tout fait pour se retrouver ! Au-delà de toute conscience ! Ma mère avait déjà eu une première fille (ma sœur Suzanne) qui n'a pas survécue. Alors pour elle, pas question de se laisser aller ! La vie lui avait donné une deuxième fille, elle comptait vivre assez longtemps pour la voir grandir ! Pour ma part, c'est juste l'instinct de survie ! J'ai d'ailleurs écrit une chanson sur le sujet... la voici :

Un nouveau-né inerte que l'on croit mort-né,
Il n'a pas poussé son premier soupir,
Une infirmière, sur lui, est penchée,
Elle essaye de le faire réagir.

S'écoulent des secondes incandescentes,
Où tout le monde s'impatiente.
Après quelques minutes passées à le réanimer,
Le bébé s'éveille enfin à la réalité.

C'est l'instinct de survie !
C'est l'instinct de survie !

Et pendant la seconde guerre,
Un soldat sans point de repère,
Se retrouve perdu dans les lignes ennemies.
Il est fait prisonnier dans ces camps d'infamie.

Après quatre ans de combat, de guerre,
De famine, de champs de ruine.
Il rentre chez lui fatigué, usé !
Dans le seul but de retrouver sa gamine !

C'est l'instinct de survie !
C'est l'instinct de survie !

Et dans cet hôpital, la nuit,
Cette jeune femme solitaire qui lutte sans faire de bruit
Contre la douleur, la galère d'une maladie qui lui a pris
La moindre chance d'enfanter, et qui a quand même réussie à avoir la force d'adopter !

C'est l'instinct de survie !
C'est l'instinct de survie !

Et cet homme qui à l'âge de 20 ans,
A eu ce terrible accident :
Toute sa vie a dérapé
Depuis il est handicapé.

Hier, il a été recruté,
Dans la sélection Olympique,
Pour les jeux paralympiques,
De cette belle équipe de Volley.

Il a la rage, il veut gagner,
Il se démène, il est crevé.
Mais quelle leçon de vie
Qui nous dit :

C'est l'instinct de survie !
C'est l'instinct de survie !

Ecrit le 17 février 1991, âge 17 ans. »

En lisant ce texte, Marie le sait, elle sent ce désir qu'elle a de partager cet écrit avec le seul et unique être qui lui a permis de devenir la jeune femme qu'elle est aujourd'hui, si courageuse, si tenace, elle le sait. Ce n'est pas un hasard si ce livre ressurgit du passé en cet instant précis. Elle veut le partager avec son frère. Quoiqu'il arrive, elle veut lui faire tous ces aveux. Elle pense un long moment :

« L'écriture, quelle belle invention ! Un outil merveilleux de calomnies ou de véracités selon son utilisation. A bon ou mauvais escient, l'écriture peut aussi et malheureusement devenir une arme qui blesse ! Pour moi, c'est un immense plaisir, un exutoire, une main tendue, un partage. J'aime coucher les mots par écrit ! Les harmoniser, les manier, les faire chanter les uns avec les autres ! Faire de chaque phonème le reflet de ma pensée, de mon cœur et les faire se confondre dans une symphonie gracieuse d'alexandrins, de vers enchanteurs ou plus dénonciateurs. Les entremêler, créer des interactions phonétiques à l'image de nos relations humaines : harmonieuses ou plus insidieuses ; tempérées ou plus révoltées ; amoureuses ou plus attristées.

Chaque résultat donne naissance à un texte, une chanson, un petit bout d'un tout ou un grand tout de rien. Cette prose est créée pour être partagée et fera naître chez le lecteur, curieux de me connaître, une sensation de chercheur d'or... il sera parfois comblé, parfois sceptique, parfois ému ou même déçu ! Mais en tout cas, il n'en sortira jamais sans aucun trésor d'émotions. Aujourd'hui, ce journal qui se voulait intime va devenir SON livre de chevet ! Lequel d'entre nous n'a jamais ressenti telles ou telles émotions face à une situation ou une autre. Ce livre sera mon cadeau pour lui ! Je vais lui livrer mon cœur ! Je vais lui livrer mes peurs, tout simplement ma vie en poésie. Ce livre sera en quelque sorte le sien aussi ! Car finalement, il peut se l'approprier ! Puisque nos vies se ressemblent dans le monde des ressentis ! »

Marie reprend sa lecture et boit un à un les textes qu'elle a jadis écrit. Elle prend du plaisir à les relire :

« La légende de Noël

Le Père Noël descend dans les chaumières
Au moment où tous ferment leurs paupières.
De la cheminée jaillit une lumière,
Et c'est l'apparition de cadeaux extraordinaires.

La neige tombe sur les sapins verts,
Et recouvre d'une fine pellicule blanche, la nature entière.
Et j'admire, solitaire, ce paysage d'hiver,
Cette magie d'une métamorphose, immaculée de tout contraste pour un temps éphémère.

Noël et ses cantiques qui nous font rêver et espérer,
Aspiration à une vie d'équité, à une vie d'égalité.
Mais les cloches sonnent, sonnent et après la messe de minuit
Vient le lendemain et tout prend fin, chacun reprend sa vie.

Finalement, quand on ouvre les yeux, que l'on grandit un peu,
On découvre l'envers du décor, de tous ces contes et légendes.
Ce ne sont que des histoires fantasques pour faire vendre.
Et la réalité, personne n'a envie de la conter, trop laborieux !

Trop facétieux, dirons-nous ! Quand se réveille au petit matin la vérité !
Que sur les 365 jours d'une année écoulée,
Il n'y aura que trop peu de jours consacrés à la générosité,
Il n'y aura que trop peu de jours consacrés aux miséreux, aux déshérités !

La neige tombe sur les sapins verts
Et recouvre d'une même blancheur la nature toute entière,
Et je prie, solitaire, que ce paysage
Reflète, un jour, les nouvelles lois, les nouveaux adages !

Je prie et j'espère qu'un jour les mots fraternité, égalité et légalité

Deviennent réels et non légendaires.
Je prie et j'espère qu'un jour, ce ne seront plus des histoires pour vendre !
Mais bel et bien notre réalité !

Ecrit le Noël de la première année des restos du cœur ! »

Marie se souvient du Noël qui lui a provoqué tant d'amertumes et l'envie d'écrire cette prose. Le cœur d'une enfant qui s'endurcit aux rythmes des coups durs de la vie. Les restos du cœur, certes, l'avaient extraite des derniers affres de l'innocence de l'enfance mais c'est surtout ce fameux Téléthon auquel son frère devait participer qui avait fini de la sortir de l'enfance. Il avait préparé une chanson pendant des mois, il y avait mis ses tripes et ses vérités sur sa maladie. Qui mieux que lui aurait pu faire comprendre le temps d'une chanson inventée par ses soins que la Myopathie et toutes les maladies génétiques sont plus que des maladies, sont plus que des vies écourtées ! Ce sont de réelles prisons vivantes. Il y avait mis ses colères, sa réalité d'une vie sans libre arbitre et ses amis aussi. Ils avaient répété des heures et des heures jusqu'à l'épuisement total de leurs moindres forces. Une fois arrivés aux portes des émissions, ils s'étaient vu refuser l'accès des médias alors que tous proclamaient que ces émissions étaient faites pour eux ! Rien que pour eux ! Tu parles ! Dans les coulisses, les animateurs qui semblent si généreux ont refusé l'accès à quatre myopathes qui venaient de faire plus de 250 kilomètres pour chanter leur chanson. Ils se sont vu fermer la porte de leur rêve : celui de crier haut et fort que la myopathie ne leur prendra pas leur âme. Mais voilà, l'envers du décor en était autrement et comme toute vérité dure à encaisser, les comparses se retrouvèrent à chanter leur chanson dans un petit café, à côté des studios des chaînes télévisées. Faute de mieux ! Et moi, la petite sœur, je découvrais, désenchantée, pour la première fois cette dure réalité. Dans ce poème, j'y avais déchargé toute mon amertume. Découvrir si vite que les contes de fées n'existent pas et n'ont jamais existés. C'est perdre à jamais son innocence d'enfant !

Marie s'accorde une longue pause pour prendre le déjeuner proposé. Bien qu'elle n'ait pas très faim, elle se force à manger pour éviter d'être trop affamée plus tard. Le voyage allait être long et des forces, elle en aurait bientôt besoin. Une fois la dernière bouchée terminée, elle assouvit un autre appétit :

« La fleur et l'arrosoir

La petit fleur que j'ai dans le cœur
Fane et, petit à petit, meurt
Par le manque de chaleur
De cette société sans candeur.

Mon cœur ne bat plus, il est en sursit.
Je retiens mon souffle face aux reflets de nos vies.
Et c'est pour cela que ma petite fleur
Perd ses pétales aux milles couleurs.

N'étant plus entourée des mots : amour, amitié, humanité.
N'étant plus entourée des mots : partage, générosité.
Le cœur de ma fleur disparaît,
Sous un amas de pierres et de galets.

J'aimerais pouvoir planter ma petite fleur
Dans une terre fertile de mots d'amour et d'équité
Sur laquelle elle pourrait s'épanouir sans peur de pourrir,
Sans risquer un jour de s'évanouir !

Mais il faudrait que tous aient envie de laisser choir,
Leurs vieux arrosoirs de haine, de violence et d'envie de pouvoir !

Alors la terre et le monde seraient un pâturage de milliers de fleurs
Plutôt qu'un univers de pissenlits, d'orties nourris d'aigreur ! »

Marie se demande pourquoi elle avait écrit ce texte. Mais ne se souvient de rien en particulier. Elle le trouve joli et en elle-même se dit :

Je pourrais peut-être en faire une chanson ?

Elle continue la lecture, l'écho de sa propre voix lui donne l'impression d'être à la fois narratrice et auditrice. Le texte qui suit la fait pouffer de rire :

« Déclaration d'amour impossible !

Mon amour, si seulement tu pouvais être là,
J'aurais tant aimer être dans tes bras.
J'aurais voulu me faire câliner par toi,
Sentir ton souffle me frôler la joue
Et enfin ta bouche m'embrasser le cou.
Je t'aime, je n'y peux rien !
Je t'aimerai toujours et pour l'éternité !
J'aurais aimé que tu me tendes la main
Pour me déclarer ton amour en réciprocité.
J'aurais aimé être celle que tu aurais choisie
Pour vivre heureux sur ce chemin de vie !

Tu aurais eu la puissance de me mettre en confiance.
Avec toi, j'aurais libéré ma conscience.
J'aurais pu lire ce que tu penses de la vie,
Dans tes yeux qui me sont si jolis.
Mais voilà, si dire je t'aime à une fleur
Etait aussi facile que le dire à ton cœur...

Alors pour moi, la plus grande des bravoures
Ne serait pas de te déclarer mon amour !

Mais je n'ai aucune once de bravoure
Car pour toi, mon amour est trop lourd !
Trop lourd de regrets, trop lourd d'amertumes
Il est en moi et me consume !
Pourquoi je ne suis pas celle qui est à ton bras ?
Pourquoi je ne suis pas celle que tu aimes ?
Parce que tu as quarante ans de plus que moi !
Et que tu vis dans une autre contrée !
Qui es-tu ?? Une célébrité ! »

Jamel est réveillé par les gloussements qu'émet Marie. Elle ne peut s'empêcher de rire à la lecture de ce texte. Quelle ironie ! Elle vient de vivre une communion avec tous ses fans. Alors que, quelques années plus tôt, elle en avait parodié les comportements et les attitudes.

Jamel la regarde d'un œil, à peine réveillé, il lui dit :

— Eh bien ! Je vois que pour une fois, ton livre n'est pas une narration triste et noire d'une vie déchue ou quelque chose comme ça ! Je peux lire ce qui te fait rire ?

Marie referme son livre et fait signe à Jamel :

— Mange ton repas, il doit être froid !

Elle se penche vers lui et l'embrasse. Elle range son livre dans son sac et fait signe à l'hôtesse pour obtenir un verre d'eau. Jamel la regarde et sourit face à son air canaille :

— Tu m'étonneras toujours, ma crevette ! Aurai-je un jour le droit de rentrer dans ton jardin secret ?

Marie s'approche de lui et tout en le bécotant lui répond :

— Si je te laisse rentrer dans mon jardin secret, tu risques de piétiner, sans faire attention à mes fleurs ! Alors que si tu me laisses te les offrir une à une, au fur et à mesure de leur maturation, tu les découvriras sous leurs meilleures auspices. Ainsi, tu ne passeras pas à côté de leurs senteurs et de leurs couleurs car je serai là pour te les faire découvrir dans tout leur ensemble. En les mariant de sortes qu'elles forment rien que pour ton cœur le plus beau des bouquets.

— Et ce livre ? Que représente-t-il dans ton jardin secret ?

— Disons que c'est l'herbier de mes plus belles fleurs jadis cultivées et qui méritaient d'être séchées pour en garder un souvenir indélébile.

Marie et Jamel restent muets suite à cet aveu. Marie pose sa tête sur l'épaule de son amour et finit par s'endormir le sourire aux lèvres.

Retour pénible

1

Marie sent une vive secousse sous ses fesses. Elle est sur le porte-bagage du nouveau vélo de son frère. Le ventre encore repu de cet énorme gâteau d'anniversaire. Il était au chocolat, son préféré ! Rodolphe à 8 ans et elle 3. Ils sont tous deux en train de tester la rapidité que procure un vélo de course tout neuf. Mais Rodolphe peine énormément avec sa petite sœur derrière. Marie est aux anges. Elle se laisse bercer. Quoique ! Pas toujours rassurée par les chaos de la route qui la font valdinguer de droite et de gauche sur ce si minuscule porte-bagage. Ce n'est pas confortable du tout, pense-t-elle ! Elle a les muscles bandés par l'effort qu'elle fournit pour ne pas tomber. Mais les lois de l'attraction terrestre sont plus fortes et une dernière secousse suffit à…

— Réveille-toi ! Marie, ma chérie, nous sommes arrivés.

Marie se réveille, encore entre deux mondes, celui de son rêve et la réalité. Elle sent son cœur battre de toutes ses forces à la sensation vive de cette chute de vélo. Elle regarde autour d'elle mais ce n'est plus le vaste paysage de la campagne qu'elle voit ! Ni sa belle maison de Macogny ! Les derniers passagers de l'avion s'affairent à récupérer leurs bagages à main. Marie s'étire en reprenant peu à peu conscience. Elle se doute que le chaos qu'elle a ressenti dans son rêve n'était en fait que celui de l'avion qui atterrissait.

Jamel l'embrasse tendrement et lui dit :

— Tu as dormi comme un bébé, mon cœur. Il est 20h30, heure française.

Marie est à la fois ravie et déçue de ce réveil subit. Comme tous les beaux rêves qu'elle fait, elle préfèrerait avoir eu le droit à la séance entière plutôt que de partir à l'entracte comme une voleuse. Ce rêve est un agréable retour en arrière. L'effet du livre, sans nul doute, a soufflé à son inconscient de redevenir la petite fille de trois ans vive et chipie. En reprenant son bagage à main, Marie est encore dans ses songes. Cette balade sur ce vélo, bordeaux métallisé, appartenant à son frère fut la seule et unique fois où ils ont partagé, ensemble, les joies de la motricité. Cette scène était si vivante, si incroyablement complice et agréable. Quelques mois plus tard, Rodolphe accumulait de plus en plus souvent, les chutes et les anémies. Lors d'un triste jour de printemps de l'année 1977, mes parents et lui-même s'entendirent dire le verdict des nombreux examens passés. Rodolphe allait être handicapé de plus en plus. La maladie allait lui paralyser un à un ses membres jusqu'à lui couper le souffle. Les chances de survie étaient nulles. Cette maladie est létale. Ce mot résonne encore aujourd'hui de nombreuses fois à nos oreilles, surtout en de telles circonstances. Les dures lois de la fatalité avaient frappé à notre porte. Et elles avaient choisi de faire une très, très longue halte. Marie rassemble ses esprits au moment de la sortie. Elle aperçoit soudain une horde de journalistes ! Furieuse, elle regarde Jamel et lui dit :

— Qu'est-ce que c'est que ce bordel ? Qu'est-ce qu'ils font là ?

Jamel est aussi étonné et dérouté qu'elle. Il se contente de secouer les épaules en disant :

— Je n'en sais rien !

Marie reste immobile, dans le corridor de l'aéroport, là où elle peut, pour quelques instants encore, réfléchir à cette soudaine invasion. Elle regarde Jamel, de plus en plus furieuse :

— Appelle Stamford ! Tout de suite ! Nous n'étions que trois à savoir mon retour précipité sur la France : Toi, moi et Stamford ! Je suppose que ce n'est pas toi qui a téléphoné aux médias donc ça ne peut être que lui. Il va m'entendre celui-là !

Au loin les journalistes se bousculent et crient :

— Miss Espérance ! Miss Espérance ! S'il vous plaît !

Jamel entend le téléphone sonner sans réponse. Marie, très en colère, lui arrache l'appareil des mains et se met à jurer :

— Décroche, espèce d'enfoiré !

— Allô ?

— Stamford ! Je suis à l'aéroport ! Pouvez-vous m'expliquer, par quel heureux hasard, les journalistes ont su que j'étais de retour plus tôt en France ?

Marie ne parle pas, elle grommelle.

— Comment ont-ils su ? Pourquoi sont-ils tous après moi ? J'écoute !

Stamford très décontracté à l'autre bout du fil lui dit :

— Marie ne vous fâchez pas ! A trois semaines de votre concert, j'ai pensé qu'une telle publicité ne pourrait que conforter votre notoriété auprès de vos fans et accroître les ventes de votre nouvel album.

— Quelle publicité ?

Marie est de plus en plus furieuse et elle a froid dans le dos. Elle se doute de l'information que Stamford à utiliser pour faire déplacer autant de chaînes de télévision et radios réunies dans ce hall. Mais comme pour mieux en avaler la couleuvre, elle répète tout de même la question :

— Quelle publicité ? Je ne vous le demanderai pas trois fois ?

Stamford a perdu sa décontraction du début. Il est, tout à coup, interdit et hésite à répondre à son interlocutrice. Il se met à bredouiller :

— Eh bien ! Vous savez… J'ai pensé que ça donnerait une note plus humaine à votre notoriété…

Marie de plus en plus dépitée et sévère lui dit sèchement :

— Continuez ! Continuez ! Qu'est-ce qui serait plus humain ?

Jamel en écoutant les brides de la conversation et en voyant changer le visage de sa femme finit par en comprendre l'enjeu. A son tour, la colère lui monte au visage et il souffle à Marie :

— Il n'a pas fait ça ! Il n'aurait pas osé ?

Marie regarde son mari tandis qu'elle écoute son interlocuteur se fondre en excuses :

— Marie ! Voyons ! Soyez raisonnable ! Vous savez que votre statut de star ne vous permet pas de garder un tel secret.

— Un tel secret ! Vous appelez ça un secret ! Vous avez divulgué à la presse entière mon retour prématuré en France. Je suppose que vous ne leur avez pas dit que c'était pour cueillir des coquelicots ! Mais bel et bien pour des raisons personnelles intimement liées à ma vie privée ! Je vous rappelle l'article 15 du contrat que nous avons signé ensemble ou ce n'est pas la peine ? Des erreurs de jugement, vous n'en ferez pas deux ! Nous avions quelques longues années, à passer ensemble. Et bien, considérez que vous venez d'en vivre les dernières minutes ! Parce qu'à l'instant où je vais affronter les journalistes, ils vont avoir une info de taille mais ce n'est pas celle qu'ils croyaient obtenir ! Allumez votre téléviseur 16/9ème, je vous réserve une surprise, une publicité d'enfer qui va vous propulser en haut de tous les sommets de la calomnie.

— Marie ! Vous rigolez ! Vous n'oseriez pas ?

— Il aurait fallu vous poser ces questions avant d'informer les journalistes… Maintenant à vous d'en être baba !

Marie raccroche le combiné sans même attendre une réponse. Elle regarde son mari et lui dit le plus calmement du monde :

— Es-tu prêt ?

Jamel lui demande sans réellement savoir s'il a envie d'entendre la réponse :

— Je suis prêt à quoi ?

— Es-tu prêt mon amour à leur donner ce qu'ils attendent tous ces millions de paparazzis ? Une publicité a-t-il dit ! Je vais leur en donner, moi, de la publicité !

Jamel s'attend au pire avec sa douce et tendre. Il sait que lorsque le dragon enfoui en elle ressurgit de façon inopinée, rien de ce qu'il pourrait dire ou faire n'évitera le pire. Marie reprend ses bagages en main et se retourne vers lui :

— Téléphone à Doug Mayflower pendant que je répands la nouvelle au monde entier. Dis lui que j'accepte sa proposition dès aujourd'hui. Téléphone aussi au grand patron de la maison de disque. Explique-lui ce que Stamford a osé faire ! Dis-lui que pour lui, ce sera la retraite forcée !

Jamel ne comprend plus rien :

— Quelle nouvelle ? Marie ! tu es en pleine tournée... Quelle nouvelle veux-tu leur annoncer ?

— Mais celle qu'ils attendent mon amour !

— Marie ! Attends ! Tu es en colère... Ne fais rien que tu ne regretteras ensuite, ma douce ! Ma tendre, je suis ton manager et crois-moi, changer de maison de disque en pleine tournée est très risqué.

Marie, le regard amusé, se retourne vers son mari puis lui lance :

— Qui te parle de changer de maison de disque ?

Puis faisant face aux journalistes, elle entame les festivités :

— S'il vous plaît ! S'il vous plaît ! Du calme, il y en aura pour tout le monde. Moi qui pensait pouvoir annoncer la nouvelle de façon plus officielle c'est loupé ! Apparemment quelqu'un a vendu la mèche ! Et croyez-moi, cela va lui coûter cher !

Les journalistes, suite à cet interlude, restent immobiles et sont attentifs à la moindre parole prononcée. Ils sentent monter progressivement le scoop. Marie, quant à elle, radieuse savoure cette opportunité que, malgré lui, Stamford lui a offert :

— Nous sommes tous là réunis pour répondre à la question : « Pourquoi mon retour prématuré ? » Cette information, vous a-t-on dit, révèlerait ma nature profonde, humaine. Et bien oui, derrière la star se cache une femme profondément émue ! Suite au succès international de mon premier album, j'ai décidé d'employer une partie des bénéfices de mes concerts pour l'ouverture d'une nouvelle branche musicale qui sera destinée aux jeunes talents. Un nouveau concept et une nouvelle image pour notre maison de disque qui, de ce fait, change d'équipe. A sa tête, j'ai nommé une nouvelle personne ! Mesdames et Messieurs les journalistes (Marie sourit et les journalistes aussi) Monsieur Doug Mayflower en sera le nouvel administrateur. Il remplacera Monsieur Stamford qui ne correspond plus aux critères du poste ! Nous voulions pour ce coup de pouce aux jeunes talents, quelqu'un proche d'eux ! Quelqu'un qui a une oreille attentive et qui a su, il y a un an prendre des risques pour moi ! Voilà une sacrée information qui va révolutionner le monde de la chanson et des variétés puisque ma maison de disque s'engage à produire de jeunes artistes lors d'émissions où le public lui même fera sa sélection. Pour finir, chaque année, je m'engage à faire un concert au profit de la recherche sur le Sida mais aussi au profit de la recherche sur l'endométriose. Et chaque année, les artistes qui signeront un contrat dans cette maison de disque auront pour obligation de réunir une chanson de leur répertoire pour en faire une compilation qui sera vendue lors du Téléthon. Voilà l'information à visage humain que vous êtes venus chercher. Avez-vous des questions ?

L'un des journalistes lancent à la cantonade :

— Que devient Monsieur Stamford ?

Marie jubile à l'intervention de ce journaliste :

— Monsieur Stamford a eu subitement un problème de cœur qui le force à prendre une retraite anticipée. C'est pour cette raison que j'ai profité de mon voyage à Boston pour demander à monsieur Mayflower de reprendre le poste de monsieur Stamford. Doug sera également mon nouveau partenaire pour ma propre carrière. Il est à l'origine de cette nouvelle dynamique.

Un autre journaliste crie :

— Et cette rumeur selon laquelle vous seriez revenue pour votre frère qui serait entre la vie et la mort ?

Marie sourit de nouveau et prend un air le plus détendu possible pour répondre :

— Ai-je l'air inquiète ? Regardez-moi bien ! Ai-je l'air de me préoccuper de la santé de mon frère ?

Elle se retourne vers Jamel et dit :

— Mon époux et moi-même allons fêter cette nouvelle en famille ! Mais nous devons également préparer de façon minutieuse le prochain concert. C'est pour cette raison que nous allons maintenant prendre congé de vous, pour aller nous reposer un peu. C'est tout pour cette fois, Mesdames et Messieurs, merci de vous être déplacés.

Marie s'assied à l'arrière du taxi, prend la main de Jamel et expire un bon coup. Elle n'en revient pas de ce qui vient de se produire. Elle en tremble de stupeur. Elle regarde son mari et lui dit :

— Il faut qu'on parle !

De son côté, Stamford est abasourdi par ce coup de théâtre. Il reste un instant devant son téléviseur. Il vient d'assister en direct à sa mise en retraite forcée. Il n'y croit pas un instant ! Mais tout devient plus réel lorsque son patron débarque dans son bureau pour lui dire :

— Venez Stamford ! Toute l'équipe vous attend pour votre pot d'adieu improvisé !

Stamford regarde stupéfait son interlocuteur :

— Pardon ? C'est une mauvaise blague !

Son supérieur, navré, lui lance :

— Non ! C'est une erreur de jugement de votre part ! Une de trop ! Vous le saviez depuis longtemps ! Dans cette maison de disque, les contrats doivent être respectés à la lettre. Nous en avions conclu un avec Espérance dans lequel il y était stipulé dans l'article 15 : « Rien de sa vie privée ne devra être divulguée sans son accord ! » Vous aurez le droit à une très bonne retraite mais ce que vous avez fait est inadmissible ! Vous pouvez, d'ores et déjà, ranger vos affaires.

Le grand patron s'éloigne puis virevolte sur lui-même pour faire face à Stamford :

— Estimez-vous heureux ! Moi, je voulais vous virer pour faute professionnelle. Vous pourrez remercier Marie. C'est elle qui a négocié votre retraite. Apparemment, elle est beaucoup plus humaine que vous !

2

Le taxi démarre en trombe profitant d'un creux dans la circulation de l'aéroport. Marie et Jamel sont collés à leur siège, main dans la main. Marie est encore sous le choc. Jamel la prend dans ses bras. Il devine que sa femme est bouleversée par cet événement. Elle n'aime pas devoir prendre de telles mesures. Mais voilà, c'est fait ! Il la cajole tendrement :

— Personne n'a dit que le métier de chanteuse est facile ! Tu as bien réagi ! Ne t'inquiète pas pour Stamford, tu lui as donné l'occasion de ne pas être, tout bonnement, viré ! Tu n'as pas à te culpabiliser ! De quoi veux-tu parler ?

— J'aimerais que tu restes sur Paris pour aider Doug à la préparation du concert. Tu connais les moindres petites imperfections du show précédent et tu es le seul à connaître mes volontés pour cette scène.

Jamel coupe la parole à Marie :

— Ne t'inquiète pas ! J'ai compris ! Tu n'as pas à te justifier. Je te laisse aller là-bas toute seule. Je serai venu si tu me l'avais demandé. Mais il me semble que je te serai plus utile, ici, à Paris. Tu auras tes parents avec toi et il reste encore beaucoup de boulot avant le jour J du concert. De plus, Doug aura besoin d'être brieffé. Après tout, il prend le train en route !

Marie profite des embouteillages de Paris pour se confier enfin à son mari sur ses états d'âme. Depuis la nouvelle annoncée à Boston, elle n'avait pas encore eu le courage de parler de ses affects ! Mais ces dernières 24 heures ont été éprouvantes. Elle se blottit comme pour être en communion, en symbiose avec Jamel. Elle recherche un sentiment de paix mais tout son corps, toutes ses pensées sont prisonnières d'une angoisse grandissante :

— Je suis paralysée par cette peur ! Elle est familière après tant d'années et pourtant nullement maîtrisable ! Je souffre de voir mon frère lentement s'éteindre, de le voir à petits feux mourir. Sans pouvoir intervenir, on se sent impuissant ! Elle nous rend esclave ! On est pris au piège par cette maladie. Elle est bien plus qu'une peur, elle est un enfer sur terre… Rodolphe, quel tempérament, quel courage il a ! Même immobile, il a su rester libre et n'a jamais renoncé. Il espère toujours un traitement miracle et nous illumine de son talent de vie. C'est mon étoile sur terre, mon héros, mon grand frère ! Il est la source de mon inspiration, de mon courage, c'est lui qui m'a tout appris ! Il est la personnification du proverbe : « L'espoir fait vivre ! » Tous ces amis myopathes sont morts et il reste le seul de sa génération à avoir atteint la trentaine. Je n'arrive pas à l'imaginer sur ce grand lit d'hôpital !

Marie se met à pleurer. Elle libère toute la tension nerveuse qu'elle a accumulée. Entre fatigue et inquiétude, déception et colère, elle a besoin d'évacuer dans les bras de son mari, tout son stress. Le décalage horaire n'arrange rien.

Jamel ne dit mot. Il se contente de la serrer fort dans ses bras. Il a de la peine mais il connaît Marie. Il a confiance en sa combativité. Il sait que ce relâchement est nécessaire pour affronter la suite. Il la laisse pleurer.

Tendrement, il l'enlace. Lui aussi est affecté par ce qui arrive. Après une année de vie commune, après tant d'obstacles traversés, il aurait aimé avoir un répit pour Marie. Elle aussi a eu bien des épreuves à traverser avec l'endométriose : une colostomie puis pour finir l'hystérectomie. Il a fallu qu'elle s'adapte à ce nouveau corps, à cette nouvelle vie ! Non, elle ne mérite pas ce qui arrive ! Ni son frère, ni Marie n'ont eu le choix des armes dans ce duel. Et pourtant, ils sont encore là, debout, dans la lutte face à l'adversité !

Il gonfle ses poumons de fierté. Il ne regrette pas d'être revenu de Boston jusqu'en France pour l'épouser. Il ne regrette rien. Il se penche vers elle pour l'embrasser :

— Je t'aime… Tu es la femme de ma vie ! Tu pourras toujours compter sur moi.

Enlacés, amoureux et affectés, ils ne se rendent pas compte qu'ils sont arrivés. Le chauffeur de taxi est resté en retrait, ému de cette scène. Il pense en lui même :

J'en ai vu des tranches de vie dans ce taxi mais celle-là est la plus touchante qui m'ait été donné d'assister.

Jamel lui remet un billet pour la course et lui dit :

— Gardez la monnaie et merci pour votre discrétion !

Le chauffeur passe le relais au réceptionniste de l'hôtel. Avant de les quitter, il se retourne vers Marie et Jamel :

— Merci à vous ! Et je vous souhaite plein de courage !

3

Jamel sort de la douche en peignoir de bain, une serviette dans les mains pour se frictionner la tête. Il est si beau. Marie est sur le lit avec le téléphone à la main. Le regard dirigé vers l'extérieur, elle acquiesce mais ne dit rien à sa mère qui est à l'autre bout du fil. Elle est si calme, tellement courageuse ! Elle garde en toutes circonstances son self-contrôle, Il en a toujours été ainsi. Elle se veut rassurante mais Marie le sait, cette force tranquille cache dans ses abysses, une grande détresse. Sa mère, malgré son silence, hurle intérieurement à l'injustice !

Marie finit par raccrocher le combiné, elle se retourne vers Jamel sans expression sur son visage. Elle se contente de lui dire :

— Pas d'amélioration !

Jamel s'assied sur le dessus de lit et demande :

— Qu'en pensent les médecins ?

Marie se lève et se dirige vers la terrasse. La fenêtre est grande ouverte. A Paris, il règne une atmosphère caniculaire voire pesante à l'image de ce que Marie ressent en son sein :

— Ils pensent qu'il peut se réveiller du coma sans aucune séquelle cérébrale à condition que ce soit dans les prochains jours. Il aura juste l'impression d'avoir dormi de longues heures. Mais si le coma persiste plus longtemps…

Marie s'arrête de parler, le cœur gros ! Jamel n'a pas besoin d'entendre la suite, il a déjà compris l'enjeu des prochaines 48 heures. Marie sort sur la terrasse pour faire face à ce tout Paris dont les lumières nocturnes sont si mondialement légendaires !

Jamel la rejoint et l'enlace pour tenter de l'apaiser mais le corps de Marie est tendu et son esprit torturé. Ni ses caresses, ni ses dires ne pourront la calmer. Maintenant, il sait le combat que livre sa femme depuis sa plus tendre enfance. Il comprend tout le poids d'une vie entière assujettie à cette épée de Damoclès, il pense :

« La vie de toute une famille rythmée entre rémissions et progressions de cette putain de maladie »

Marie tourne et vire dans le lit. Elle n'a pas encore fermé l'œil. Pour éviter de réveiller son mari, assoupit depuis plus de trois heures, Marie se lève et s'installe de nouveau sur la terrasse. Elle a besoin de vider son sac. Elle aurait besoin de se reposer. Mais elle le sait : cette nuit, elle ne dormira pas ! Elle griffonne un croquis de la Tour Eiffel et finit par écrire un texte. Comme toujours, la plume et la pensée se rejoignent au royaume de son anxiété :

« Être impuissant, c'est regarder un film en noir et blanc,
Dans lequel l'intrigue finale sera fatale,
Dans lequel le héros va mourir réellement,
Dans lequel le héros est un frère, un parent,
Pour lequel on ne peut rien y faire puisqu'il y a l'écran !

Être impuissant, c'est être spectateur d'un jeu de cache-cache entre un serial killer (la maladie) et un enfant.
On entend les cris, on craint les pleurs.
On apprend à reconnaître la facétie de cette laideur.

La maladie se joue de nous et du temps qui passe.
Elle nous donne l'impression d'être dans une impasse.
Comme des pantins dociles, elle en manie tous les fils.
Et ce corps, de plus en plus, affaibli, amaigri,
C'est un rappel à l'ordre de cette infamie !

Alors on lutte pour soulager, pendant quelques heures, la douleur.
Mais on sait dans notre for intérieur,
Que nous n'en sortirons jamais vainqueur,
De ce combat déloyal entre votre frère et cette maladie létale.

Être impuissant, c'est finalement
Souffrir aux rythmes de ses peurs,
Souffrir de le voir vivre sans aucun libre arbitre.
Être impuissant, c'est finalement
Vivre chaque étape, chaque chapitre,
En ne développant que de la rage et de l'aigreur !

Etre impuissant, c'est être vivant,
Tandis que les autres meurent !
Et ce spectacle nous tétanise,
Nous paralyse, nous tyrannise !

On aimerait pouvoir intervenir, agir, bouger,
Mais on se découvre prisonnier, immobilisé,
Car même dans les plus belles histoires, l'amour ne suffit pas à garder, près de soi, l'être aimé ! »

4

Marie est prête à partir. Jamel dort encore dans ce grand lit blanc. Elle décide de ne pas le réveiller. Il a lui aussi besoin de se reposer. En le regardant dormir, elle pense :

J'aurai aimé te donner du plaisir avant de partir. Mais je n'aurai pas pu être en réel communion cette nuit. Je ne veux pas simuler. Je ne veux pas tricher avec toi ! Je t'aime tant !

Elle dépose un mot sur la taie d'oreiller qu'il trouvera en se réveillant alors qu'elle sera déjà dans le train en partance pour la ville du Mans et l'hôpital. Cette prose est tirée de son journal intime. Elle fait le tour une dernière fois de la pièce, embrasse son mari et ferme délicatement la porte de la chambre derrière elle. Il est 5h30 et comme dans la chanson de Dutronc, Paris s'éveille ! Les boulangeries laissent échapper une délectable odeur de pains frais et de croissants. La canicule persiste au petit matin alors que les bouches de métro dégagent un petit air frais inhabituel. Marie traverse la rue tranquille et rentre dans la gare. Ils avaient choisi de dormir à l'hôtel de la gare Montparnasse pour éviter les complications. Jamel rejoindra l'équipe plus tard pour préparer soigneusement la belle salle de l'Olympia.

Dans le hall de gare, peu de personnes attendent le train. Les kiosques et les bars sont fermés et les « sans abri » sont encore endormis sur leur banc. Marie vérifie le quai et l'heure de départ de son train. Elle monte voiture

11 place 46, dépose ses valises puis prend place. Elle trouve sur son siège un magazine « La psychosociologie pour tous ! »

Pendant ce temps, Jamel se réveille doucement. En glissant sur le côté du lit de Marie, il se rend compte qu'elle est déjà partie. Il n'a rien entendu mais il sourit en voyant des petits papiers laissés là à son attention. Il se relève et découvre que ces quelques feuillets Jaunis ont été délicatement déchirés d'un livre. Il pense :

Son journal !

Il ouvre la première page et lit attentivement :

« L'amour n'est fait que d'émotions fortes, instinctives. Qu'elles soient positives ou négatives, entremêlées entre peur et allégresse, de nous tourmenter, elles n'ont pas de cesse !

Comment te le dire, comment te l'avouer ? Je suis si novice, je me sens si maladroite ! D'une fougue, d'un élan d'amour qui bat en moi, je voudrais te le crier. Mais dès que je suis face à toi, j'ai la gorge nouée, étroite.

Tout se tait, tout mon courage s'éteint. Alors que deux minutes plus tôt, j'aurais pu te dire un roman.

La peur, la peur ! Maudite soit-elle !

Si je venais à te perdre pour une minute frêle, je serais bouleversée, je le crains !

J'hésite à me dévoiler. J'ai peur que tu me repousses. Qu'aucun sentiment n'enflamme ton cœur autant que le mien. J'ai peur que ce foyer brûlant ne se transforme en cendre éternelle.

J'ai peur de ne pas savoir ce que tu ressens en ton sein…

Jamel sourit ! Amusé par cette prose ! Il continue de lire chaque phrase, le sourire aux lèvres :

...Dans ton regard, j'ai l'impression de pouvoir lire un certain espoir.

Mais parfois, dans ta voix, je suis glacée et il y jaillit un désespoir. Angoissée, attristée à l'idée de me voir lâche devant ce miroir. Ecoeurée de moi-même, je blêmis d'être aussi fragile en émotion ce soir !

T'écrire, te coucher par écrit mon amour. Te le décrire, le détailler dans ma chair et dans mon sang, je pourrais t'en écrire des lignes entières. Tels des romans à l'eau de rose, des poèmes enchanteurs à la Shakespeare, je saurais le faire sans détour !

Mais reste un pas à franchir ! Te les faire lire !

Je fais partie d'un autre monde : poétique, romantique, sémantique.

Ma place aurait dû être à l'époque où les amours se déclaraient par écrits empiriques, sous des flots de vers enivrants, étincelants qui faisaient chavirer tous les cœurs amoureux dans un immense soupir !

Mais voilà ! Je suis d'un autre temps ! Et j'avoue que ne sais pas comment m'y prendre ? Pour te le faire comprendre !

Je n'ai que peu d'expérience en la matière. Je n'ai pas le savoir faire ! La seule chose que je sais faire : être sincère en te disant que je t'aime sans tricherie, sans détour. J'aimerais tant, marcher à tes côtés sur le chemin de l'amour. »

Déclaration d'amour, le 27 décembre 1999 à Jamel.

Il réfléchit un instant. A quoi correspond cette date ? Il creuse dans ses souvenirs ! Il est bouleversé et curieux de savoir à quelle tranche de vie correspond cette prose. Il n'imaginait pas que l'amour de Marie pour lui remontait si loin dans le temps.

Décembre 1999 ? Réfléchis ? Mmh... Mais oui ! C'est le séjour au ski !

Il est ému. A cette époque là, il ne s'imaginait pas un instant, être un jour, le mari de Marie Liberté ! Si ses souvenirs sont exacts. Pendant ce séjour de ski, il était assez attiré par une autre jeune femme du groupe de copains. Il s'imagine maintenant le désarroi de Marie devant ses taquineries. Il se souvient avoir été très proche d'elle, mais à l'époque, c'était pour mieux attirer sa copine dans ses filets ! Il tremble à présent car il découvre à quel point Marie l'aimait. A quel point, elle l'aime encore aujourd'hui, pour avoir le cran de lui révéler ses secrets. Il n'ose pas lire la suite. Il regarde les deux autres feuillets et y découvre deux autres proses. L'une date de Janvier 1999, peu de temps après leur retour du ski. L'autre date de…

… Jamel n'en revient pas en lisant la date : Août 2001 ! Le jour de son départ pour Boston ! Il s'empresse de lire cet écrit, curieux de toutes ces révélations !

« De ton regard est né un essaim d'amour en moi. Depuis ce jour, cet essaim n'a cessé de se multiplier. Il a d'abord envahi mes sens, mon corps, mon cœur puis toutes mes pensées.

Aujourd'hui, je ne contrôle plus rien. Je chavire d'émoi.

A chacune de nos rencontres, de nos soirées, tout en moi est en ébullition.

J'ai l'impression d'être dans une centrifugeuse d'émotions... où joie, tristesse, peur, amour s'assemblent pour ne former qu'un seul et même ensemble.

Je suis entre les mains de cet amour persistant. Cela fait de moi, un être frêle, sans défense. Un être qui ne vit plus qu'au rythme d'un battement... Celui de son cœur enflammé par un amour intense. J'aime ressentir cette douce chaleur qui forme en moi un voile permanent de bonheur.

J'aime cette sensation poignante et vigoureuse que l'on ressent quand on est amoureuse.

Tout en moi frétille, frissonne d'allégresse quand je suis dans ses bras.

Dans le flot de mes veines coule de la tendresse. Je ne cesse de penser à lui, jours et nuits !

Cet amour m'envahit. Il me rend esclave de cette peur à l'idée de vivre le plus grand des malheurs... Celui de découvrir que je ne peux espérer un retour à mon amour.

Si cela devait arriver, j'en serais bouleversée, effondrée. Je me retrouverais sans force, je serais marquée à vie par cette cicatrice à mon écorce.

Alors j'aimerais tant te le demander, à toi qui connaît l'issue ! Cet amour que tu m'offres parfois au détour d'une soirée, serait-il la marque d'une réciprocité ou juste l'histoire d'un instant !

Puis-je espérer croire en notre amour ? Où dois-je me préparer au paradis perdu ?

Je le sais, tu me la dis, tu pars : Boston ! Les Amériques ! Quel hasard ! La nouvelle Angleterre ; Tu veux revivre l'histoire de tous ces millions de colons qui pensaient avoir trouvé leur paradis sur terre... Mais pour eux comme pour moi aujourd'hui, c'est le paradis déchu ! »

C'est à lui maintenant de se sentir dans une centrifugeuse d'émotions ! Bouleversé, ému... mais aussi en colère ! Pourquoi Marie ne lui a-t-elle rien dit à l'époque ? Pourquoi lui avoir avoué maintenant ? Il se sent à la fois flatté et assommé. Jamais, jamais à l'époque Marie n'a laissé transparaître cet amour si intense. Elle semblait accepter le jeu de flirts en boîte de nuits. Elle ne lui a jamais révélé la nature profonde de ses sentiments. Et lui ? Que ressentait-il réellement pour Marie ? A vouloir faire le jeu du faux semblant, aurait-il pu s'égarer jusqu'à en oublier les réels sentiments qu'il aurait pu éprouver ? Après tout ! C'est lui qui a contacté Marie pour qu'elle vienne à Boston voir ce fameux professeur. C'est encore lui, qui lui a proposé de venir s'installer chez lui pendant ce long séjour ! Enfin, c'est lui qui lui a proposé de l'épouser ! Pendant tout ce temps, il pensait avoir été le précurseur de cette belle histoire d'amour ! Mais finalement, en amour ! C'est l'amour, lui-même, qui prévaut !

Jamel entend frapper à la porte. Il va ouvrir. Le service d'étage lui apporte son petit déjeuner à l'heure prévue. Il s'installe sur la terrasse encore confus, le dernier feuillet à la main. Il en tremble. En lui laissant ce matin ces déclarations d'amour, Marie lui révèle plus qu'un secret… Bien plus encore que le plus beau des bouquets de fleurs cultivés dans ce jardin… Elle lui offre son cœur tout entier, sa confiance et sa passion. Il ne doutait pas de l'amour de Marie mais il ne se doutait pas de la profondeur de celui-ci ! Ce qu'il percevait n'était que le haut de l'iceberg ! Ce matin, il vient de se heurter à l'infini profondeur de celui-ci ! Il en pleure ! Il voudrait prendre Marie dans ses bras. Lui dire combien il l'aime ! Il en pleure et tandis que ses larmes chaudes et précieuses reflètent son âme transie par l'absence de sa douce, il boit les dernières proses comme un breuvage sacré :

« Une envie d'écrire afin de laisser transparaître les sentiments que j'éprouve aujourd'hui !

La chaleur de cet amour dans mon cœur, vient de naître ! Par son côté indécis, cela me bouleverse autant qu'il me déchire !

Avoir cette lueur d'espoir, mélangée tout à la fois, à cette peur. Est-ce un amour à sens unique ? Y-aura-t-il une suite ? Retrouver l'émotion d'une passion après tant d'années de sentiments oubliés.

J'ai une sensation de vertige, je ne contrôle plus ce prestige.

Cet amour croît en moi, à chaque fois, que je le vois !

Mais comment lui faire comprendre, comment le lui dire ? Aurais-je le courage de lui apprendre ? Ne préfères-tu pas au fond de toi rester dans le non dire ?

Garder l'espoir qu'il ressent en secret quelques sentiments cachés afin de ne pas saigner d'une éventuelle peine infligée.

Un « non » synonyme de refus, diabolique et cynique gâcherait tout ce qu'il y a de magique !

Dans cette romance qui commence, je ne suis peut-être que la seule à en ressentir l'essence ?

Lui avouer cette alchimie naissante serait comme jouer à quitte ou double ! Je peux en ressortir plus troublée ou bien anéantie par une réponse déchirante.

Et pourtant, il faudrait bien le lui dire d'une façon ou d'une autre ! Le savoir pour ne pas trop en souffrir car plus j'attends et plus mon amour pour lui est bien présent !

Si cet amour n'est pas réciproque, le vide en sera d'autant plus grand car construit sur du néant ! »

Le Mans

1

Le train démarre. Marie est concentrée sur sa lecture :

« ... La maîtrise de nos émotions est la clef de voûte d'une bonne évolution individuelle dans cette société sans candeur. Plus d'état d'âme, plus de vague à l'âme possible ! Désormais il faudra être capable de garder pour soi ce qui nous interpelle, pour éviter d'être gentiment mais sûrement mis de côté. Cet état de fait a donc engendré un phénomène de société comportemental tout à fait unanime et individualiste. Chacun et chacune va tenter d'endiguer ses propres craintes, ses propres démons dans une activité exutoire non fructueuse. Quoique les plus malins feront tout pour tirer avantage de ce qui ne semblera qu'être un simple passe temps aux yeux des autres, mais qui deviendra pour chacun et chacune un réel garde fou. Cette nouvelle empreinte sociale, mise en exergue par plusieurs psychosociologues, démontre une réelle affliction de l'être humain et de ses valeurs face aux nouveaux concepts de groupe... »

Marie referme ce magazine, trouvé sur son siège, cinq minutes plus tôt. Elle reste dubitative. Son expérience personnelle est un parfait exemple de cette réflexion. En ouvrant derechef son recueil de poésies, elle sourit en pensant :

« Jusqu'où irons-nous avec ce principe : Un pour tous mais chacun pour soi ? Nous sommes loin des valeureux mousquetaires qui savaient rendre l'unicité dans le

groupe et le groupe dans l'unicité identique avec leur devise : Un pour tous et tous pour un... »

Elle est de plus en plus amusée en constatant que la prose écrite des années plus tôt dans son journal intime, rejoint l'idée du moment :

« Coup de gueule »

« Pourquoi ne pourrait-on pas regarder le monde tout simplement,

Comme à travers des yeux d'enfant,

Sans arrière pensée aucune ?

La simplicité aurait-elle quelques lacunes ?

Pour qu'il n'y ait que de la complaisance à la complexité !

Pourquoi cette envie de fuir la réalité ?

Quand, à travers l'envol de mes songes, je ne rêve que d'amour, de légèreté d'âme, sans aucune pesanteur, sans aucune aigreur !

Quand je ne cherche qu'à disparaître de tous ces regards, à la fois, oppressants et fuyants sans aucune vergogne !

Serait-ce par manque de courage, par manque de pogne ?

Serait-ce la quête à un talisman ?

Oh ! Cessons de nous voiler la face !

Cessons de nous mentir indéfiniment !

Car, aujourd'hui, il n'y a plus de place pour des pensées abstraites, pour des sentiments.

Combien de temps reste-t-il à la songerie, aux rêves, à la passion, aux sens, à l'essence d'un amour qui commence...

Parmi toutes ces minutes incandescentes où nous ne prenons plus le temps de vivre, où nous n'avons nul autre choix que de survivre !

Décembre 1993.

L'année 1993 a été un réel tournant dans la vie de Marie. Elle s'en souvient. Après le bac, elle avait décidé de se lancer à corps perdu dans des études de médecine. Son plus grand rêve était de devenir pédiatre. Mais voilà, le destin en a voulu autrement. Premier rêve déchu, premier échec et surtout première injustice d'un système, bien huilé lorsque tout va bien dans le meilleur des mondes, mais qui est inadapté lorsque la personne rencontre une dichotomie à son parcours. Marie n'avait pas pu passer son examen de fin d'année suite à des problèmes de santé de plus en plus persistants. A l'époque, elle ne savait pas que l'endométriose était la cause de ses troubles. Mais peu importe puisque de toutes façons, elle n'avait pas eu le droit à une dérogation pour repasser le concours. De ce fait, Marie a tout bonnement arrêté, ne concevant pas de perdre une année supplémentaire pour de si longues études. Cette aberration lui en rappelle une autre d'ailleurs ! Il n'y a pas si longtemps avec sa prise en charge de congé longue durée à la fonction publique. Sous prétexte que l'endométriose ne fait pas partie de la liste pré-établie, on ne peut avoir le droit à ce congé qui permettrait de ne pas rencontrer des problèmes d'argent en plus de problèmes de santé. Dans cette société, nous avons le droit d'être malade mais seulement du sida ou de cancers pour être pris en compte et avoir droit à un salaire décent. Si ce n'est pas le cas, vous vous retrouvez avec une maladie aussi sournoise mais minoritaire qui ne sera sur aucune liste. Et pour laquelle aucune loi, aucun décret ne vous permettra de manger à votre faim et de garder un toit sur votre tête.

Marie aurait été S.D.F. si elle n'avait pas eu de parents pour l'aider. Mais est-ce réellement normal ? Est-ce aux parents de payer alors que tant d'argent se trouve dépensé par nos sociétaires pour des causes bien moins importantes que la maladie !

Elle se souvient de cette pression et de ces années de « vache maigre » qu'elle a traversé. Elle se souvient qu'elle a dû rembourser jusqu'aux moindres centimes les avances faites par la municipalité afin de maintenir un salaire appelé « minimum vital ». Si elle n'avait pas eu cette chance unique de devenir une vedette, elle serait certainement encore en train de compter ses sous pour rembourser, manger et survivre aux factures. Elle n'aurait sans doute pas pu garder son appartement. Elle n'aurait d'ailleurs pas pu rester autonome. Elle se serait sentie prisonnière et injustement punie par cette société et par la maladie.

Quelle personne a le droit de juger si l'on est digne de survivre ou non ? Qui peut réellement savoir si telle ou telle maladie est apte à ouvrir plus de droits que d'autres ?

Comment peut-on accepter tant d'injustices ? Comment fait-on pour dormir le soir lorsque l'on se sent menacer dans notre corps mais aussi dans notre vie ? Existe-t-il un recours ? Marie, en est malade de revivre tout ça ! Elle se souvient et toutes ses entrailles se resserrent à la pensée d'une telle injustice ! Elle a réussi à s'en sortir mais elle pense : combien de vies gâchées ? Combien de personnes se sont vu fermer les portes par cette société qui ne prend pas en compte les maladies minoritaires ? Combien de personnes se sont vu confisquer leur pouvoir de consommateurs et leur droit à la survie parce qu'elles n'étaient tout simplement pas sur « la liste » ?

Ecoeurée et dépitée, Marie a conscience qu'il faut faire quelque chose pour dénoncer ce système qui se dit démocratique mais qui reste tyrannique lorsqu'il s'agit d'instaurer une souplesse à des règles établies qui ne sont plus tout à fait au goût du jour.

Marie chante tout bas une chanson qu'elle a écrit l'année dernière suite aux évènements politiques. Elle fredonne en plongeant son regard sur le paysage qui défile sous une fine pluie :

Toute l'année, on trime, on ne fait pas semblant.
C'est métro, boulot, dodo mais plus vraiment,
Car avec les 35 heures, on a plus de temps.
Mais avec l'Euro, on a aussi moins d'argent. ♫ ♪

Tout à augmenter sauf les salaires.
Alors pour les jeunes s'échapper de cette galère,
C'est s'acheter dix packs de bière,
Car les vacances, maintenant ça coûte cher ! ♫ ♪

Refrain :
Ils n'arrêtent pas de voter des lois,
Pour changer nos minces existences,
Mais y'a plus rien de Byzance,
Société de consommation pour les jeunes,
c'est frustration ! ♫ ♪

Ils ont inventé un contrat emploi jeune,
Pour faire soit disant le plein emploi
Mais le taux de chômage, il ne bouge pas,
Et c'est encore les jeunes, qui se débrouille avec 600 Euros par mois. ♫ ♪

Quand arrivent les vacances, on rêve de voyages,
On rêve de montagnes, de plages et de mer.
Mais finalement, dans la bouche, t'as un goût amer
Quand tu t'aperçois que ton salaire te fait rester chez toi ! ♫ ♪

Refrain :
Ils n'arrêtent pas de voter des lois,
Pour changer nos minces existences.
Mais pourtant y'a de plus en plus de délinquances,
Société de consommation pour les jeunes c'est société à la con. ♫ ♪

Moi, je suis jeune et j'ai vraiment peur !
F.N. au 1er tour et le World Trade Center
On n'a plus les moyens de s'évader un peu,
Alors on devient enragés, fiévreux.

A Strasbourg, à chaque carrefour, on brûle des voitures.
Mais finalement, nos cœurs ne sont pas si durs.
Donnez-nous les moyens et payez-nous sur nos justes valeurs.
Et on pourra enfin vivre bien sans cendre ni frayeur. ♫

Refrain :
Ils n'ont qu'à voter des lois,
Mais pas n'importe quoi !
Un salaire raisonnable pour de vraies intelligences.
Récompenser le travail bien fait, c'est laisser les jeunes prouver leur réelle compétence ! ♫ ♪ »

Une jeune femme s'approche de Marie, la faisant sursauter. Les joues empourprées, elle se penche pour demander :

— Êtes-vous Espérance ?

La jeune fille est intimidée. Elle paraît penaude c'est son corps potelé qui donne cette impression. Elle est si touchante que Marie lui propose de s'asseoir sur le siège à côté d'elle en lui répliquant :

— Je ne vais pas te mordre ! Mon nom de scène est « Espérance » mais aujourd'hui, je suis « Marie » !

— Excusez-moi de vous importuner ! Puis-je avoir un autographe ?

La demoiselle tend un agenda sur lequel Marie se découvre en photo au concert du « Francophone café ». C'est à son tour, maintenant de rougir, émue de cette touchante attention de la part d'une fan. Tout en signant l'autographe sous la photo, Marie agrémente la conversation pour mettre à l'aise la jeune femme :

— Alors, ainsi, tu aimes mes chansons ?

La jeune fille sourit et lui dit :

— Oui ! Je les connais toutes par cœur ! Ma préférée est : « Mes amours, mes amitiés ».

Elle se met à chanter :

« La mélodie du cœur c'est toute une symphonie,
Où les instruments sont en symbiose,
Où l'harmonie d'une rencontre créée une overdose,
D'émotions, de sentiments ; Une vraie alchimie... ? »

Elle s'arrête et Marie reprend pour l'inviter à continuer avec elle :

« Qu'il soit un concerto d'amoureux
ou un concerto d'amis,
c'est toujours un moment chaleureux
dans une si rude vie.

Refrain :
L'amour et l'amitié
Voilà mes fers de lance
Voilà mes vraies croyances
D'où je puise mes espérances...

La jeune femme cesse de chanter pour écouter Marie. Comme ils ne sont pas nombreux dans le compartiment, Marie peut continuer sans attirer une trop grande foule autour d'elle :

...Le film d'une vie c'est une comédie, tragédie.
Où les acteurs en présence sont en vraie cohésion.
Où la réplique peut-être piquante ou d'une douceur infinie.
Où le fil conducteur mène à une vraie maturation. ♫

Qu'ils soient, tour à tour, joyeux ou mélancoliques,
De ces tranches de vie naissent des instants magiques.
L'essence de nos vies prend tous son sens,
Quand à la fin des scénarii, on assiste à une renaissance.

Refrain : (la jeune fille reprend en cœur)
L'ouverture de l'esprit,
Voilà le cadeau de ma vie.
Une ouverture d'âme,
D'où je puise mes armes.

L'essence de ma vie après tant de souffrances
C'est le partage de mes croyances et espérances.
Une main tendue en toute confiance vers autrui.
Pour lui faire découvrir la mélodie et le film de mon paradis.

Qu'ils soient heureux ou malheureux
Il existera toujours cette petite flamme en notre sein,
Qui nous guidera vers un dessein,
Qui nous donnera un éveil miraculeux

Refrain :
La force de mon âme
Est cette scintillante flamme
Que je partage volontiers
Avec mes amours et mes amitiés... ?♪ »

Marie sourit et applaudit la prestation de sa jeune interlocutrice :

— Tu chantes rudement bien ! Comment t'appelles-tu ?

— Sophie.

— Et bien ! Sophie ! Je te propose de venir à mon concert à Paris dans quinze jours pour la première, qu'en penses-tu ? Seras-tu disponible ?

La jeune femme n'en revient pas. Elle ouvre grand les yeux comme pour mieux exprimer son étonnement et sa joie :

— Bien sûr ! Je suis super heureuse ! Merci beaucoup !

— Tu demanderas à voir Stéphane dès ton arrivée. Tu lui donneras bien ton nom et ton prénom. Je vais les noter sur un bout de papier. Tu assisteras au concert parmi les invités. Donne-moi ton nom de famille ?

— Sophie Lekerm. Je suis Bretonne ! Vous ne me faites pas une blague ?

— Non ! Non ! Je te promets que tu auras une invitation nominative. Viendras-tu seule ou accompagnée ?

— Oh ! Puis-je venir avec ma mère ? Elle vous adore !

— Oui ! Tu peux venir avec ta mère et ton père si tu veux !

— Je n'ai pas de père ! Rétorque froidement la jeune fille.

Marie est confuse de cette réponse brusque. Pour éviter qu'un trop long blanc s'installe et ne gâche ce merveilleux moment pour Sophie, elle lui dit :

— D'où le choix de cette chanson dans tes préférées ? Cela ne doit pas être facile tous les jours ? Seules ! Ta maman et toi !

Sophie réplique vivement :

— Non ! Non ! J'aime cette chanson parce qu'elle est le reflet de ce que je ressens. Mais ce n'est pas à cause de mon père ! On aime souvent les chansons qui nous renvoient à notre propre histoire… Voilà tout !

Sophie lance un regard vers le livre de Marie et lui demande :

— Êtes-vous en train d'en écrire une en ce moment ? Je vous ai entendu fredonner tout à l'heure !

Marie regarde à son tour le livre et répond en souriant :

— Non ! Je suis en train de faire un voyage dans le temps ! Ce livre en est mon instrument.

Sophie se lève :

— Je ne voudrais pas vous déranger plus longtemps ! Merci de cette disponibilité à mon égard. Merci pour l'invitation au concert…

Marie coupe la parole à son interlocutrice :

— Une fan ne me dérange jamais si elle fait preuve d'autant de respect et de discrétion que toi ! Quel âge as-tu Sophie ?

Sophie se rassoit pour libérer le couloir du wagon et ne pas attirer l'attention sur elle mais surtout sur Marie :

— J'ai 16 ans. Pourquoi cette question ?

Marie hésite un moment et finit par se lancer :

— Je ne sais pas ce qui te rend l'air si triste, Sophie ? Mais ne soit pas si dure envers toi même ! J'aimerai volontiers chanter une autre chanson avec toi ?

Sophie regarde Marie et lui dit :

— Oui ! Laquelle ?

Marie tend un bout de papier à Sophie et lui laisse le soin de découvrir cette chanson inédite à son répertoire :

« Trouble futile et obsessionnel,
Je n'arrive pas à me libérer de toi !
Car même en étant informel,
Tu es tout le temps ancré en moi.

Relation de miroir,
Tu détiens tous les pouvoirs,
Car quand je me dévoile aux autres,
Ce n'est que mon reflet qu'ils ne veulent voir !

Mais jamais, ils ne voudront percer le mystère,
Cette face cachée derrière le miroir,
ils ne veulent pas y croire,
de peur qu'une fois les yeux ouverts sur la vérité de ma vie,
Ils ne pourront pas revenir en arrière !

Mais brave gens ! Amis ou ennemis !
Chacun renferme en lui des plaies, des blessures.
Chacun a vécu des expériences plus ou moins dures.
Bien sûr que l'on n'a pas les mêmes espérances.
Mais ce que l'on a en commun, ce sont nos souffrances.

On est tous égaux,
Il n'y a personne en trop !
Alors pourquoi ne pas s'aider ?
Pourquoi vouloir tout cacher ?
Pourquoi avoir peur de se révéler ?
Pourquoi ne pas vouloir communiquer ? »

En penchant la tête vers Sophie qui a le regard baissé, Marie lui demande :

— Qu'en penses-tu ?

Sophie replie le papier et se lève brusquement :

— J'en pense que je vous ai assez embêté ! Je vais retourner à ma place !

Marie rattrape Sophie par le bras. La jeune fille reste les yeux baissés et se referme sur elle-même. Marie est contrariée. Elle est sans doute allée trop loin. Elle relâche son emprise et lui dit doucement :

— Viendras-tu au concert ? j'en serai réellement heureuse !

Sophie se détend de nouveau. Elle se retourne vers son interlocutrice et lui dit :

— Bien sûr ! Une invitation comme celle-là ne se refuse pas !

Marie sourit et regarde Sophie s'éloigner pour rejoindre sa place ! Elle reste malgré tout troublée par cette conversation. Elle sait que quelque chose lui échappe ! Elle en ressent le malaise. Cette jeune femme l'a touchée. Depuis que Rodolphe est sur son fauteuil, Marie a développé une hyper-sensibilité ! Un don d'empathie. Une sorte de communication non verbale qui ne la trompe jamais sur les ressentis d'autrui. Et là ! Tout son être en tremble ! Cette jeune fan n'a pas une vie facile ! Quelle est son histoire ? Elle n'en sait rien ! Mais elle reconnaît dans son comportement cette attitude qui lui souffle : « Je souffre »

Marie est si troublée qu'elle ne se rend pas compte que le temps passe. Elle est restée les yeux dans le vague plusieurs dizaines de minutes à essayer de comprendre ce qui a dérapé. Le conducteur de train annonce l'arrivée en gare du Mans et Marie range ses affaires. Elle n'ose même plus regarder en direction de la jeune fille. Tout est prêt, elle se dirige vers la sortie. Elle est obligée de passer à côté de Sophie. Elle hésite un instant mais ne s'arrête pas pour lui dire quoique ce soit !

C'est Sophie qui l'arrête dans son élan. Elle lui tend à son tour un bout de papier. Elle rajoute :

— Et vous ? Quelle est votre chanson préférée ?

Marie se penche pour faire une bise sur le front de la jeune fille et lui glisse à l'oreille :

— « Ce n'est qu'un au revoir ! »

Sophie est surprise de la réponse, elle sourit. Marie continue sa route et Sophie lui crie :

— Et de votre répertoire, c'est laquelle ?

Marie revient sur ses pas. Elle en profite car personne n'est derrière elle. Elle lui donne une feuille de cahier qu'elle sort de son sac. Elle y griffonne quelque chose et rajoute pour clore cette première rencontre :

— Tu auras, toi aussi, de la lecture. La chanson préférée de mon répertoire est une nouvelle née ! Au revoir chère Sophie !

Sophie lui rétorque :

— A très bientôt ! Espérance !

La voisine de Sophie est soudainement prise d'une furie :

— C'est Espérance ! Mais oui ! C'est elle ! Un autographe, s'il vous plaît ! Un autographe !

Marie s'empresse de « quitter le navire ». Elle passe devant la vitre du wagon et fait un clin d'oeil à Sophie qui n'a pas laissé passer la voisine hystérique. Le train redémarre et Marie fait signe à sa nouvelle amie, son petit bout de papier à la main. Elle le met dans sa poche. Elle doit à tout prix trouver le stand de location de voitures. Direction l'hôpital. De toutes façons, pense-t-elle, ce n'est ni le lieu, ni l'endroit pour découvrir la confidence qui se cache dans ce petit bout de papier.

Tandis que le train repart, Sophie lit attentivement le mot laissé par Marie :

« Tu seras toujours la bienvenue ! Je te donne mon numéro de téléphone portable. N'hésites pas à t'en servir si tu as un problème pour venir ! »

Sophie n'en revient pas de tant de disponibilité. Elle n'avait encore jamais rencontré de star aussi ouverte que Marie. Elle n'avait d'ailleurs jamais rencontré de star jusqu'ici. Mais elle ne s'imaginait pas un instant, même dans ses rêves les plus fous, tomber sur une vedette aussi sympathique !

2

Marie a enfin terminé les dernières vérifications. Le représentant a été clair. Il faut tout vérifier : à droite, à gauche, l'avant, l'arrière, l'intérieur du véhicule… La moindre petite anomalie a été répertoriée. Marie souffle. Elle soupçonne un excès de zèle dans cette attitude. Il la reconnu alors il fait l'intéressant. Mais Marie s'en fout car à l'heure qu'il est, elle devrait déjà être sur la route de l'hôpital. D'ailleurs, elle aurait pu prendre une voiture en ruine qu'elle ne l'aurait même pas remarquée car ses pensées sont déjà là-bas. Où en est son frère ? Comment va-t-il ? Et ses parents ? Elle aimerait déjà y être. Elle a toujours dit qu'elle aimerait vivre à l'ère de la « téléportation »

Elle se surprend même à dire à l'insu de son interlocuteur :

— Allez ! Spok ! Téléportation !

Au moment de mettre le contact, son téléphone vibre dans sa poche. Elle est certaine que c'est Jamel. Elle aurait même aimé le surprendre en train de lire ses proses, elle sourit à cette idée mais non ! Ce n'est pas lui ! Marie décroche très étonnée :

— Alex ?

— Oui ! Salut ma louloutte ! Comment vas-tu ?

— Euh ! bien ! Et toi ?

— J'ai la pêche !

Alex est une ancienne collègue de travail de Marie. Elles avaient ensemble travaillé entre autre chose sur l'organisation d'une conférence sur l'endométriose. Alex est une jeune femme très talentueuse dans sa branche. Elle travaille dans la communication. Elle est d'ailleurs très à l'aise dans ce rôle. Alex est très belle et doit cette beauté à ses rondeurs. Oui ! Contrairement aux règles établies, Alex est la parfaite candidate pour prouver que : la beauté ne se révèle pas uniquement chez les femmes qui portent du 38 et mangent des carottes et légumes verts à longueur de temps pour rester mince. Alex est la cousine de Frédéric, l'ingénieur du son des studios d'enregistrements de Marie. Elle sait donc que Marie est rentrée.

— Ecoute ! Alex ! Je suis assez pressée là ! Qu'est-ce que tu voulais ?

— Ta présence à l'inauguration de la nouvelle crèche de notre belle ville en septembre. Pourras-tu y être ?

Marie répond sans réfléchir :

— Oui ! Sans doute ! Téléphone à Jamel et donne-lui la date exacte. Dis-moi que je ne suis qu'une simple invitée, au bon souvenir de mon ancien poste d'éducatrice et c'est tout !

— Oui ! Une simple invitée qui aura la lourde tâche de couper le ruban au côté de Madame le Maire.

— Qui a eu cette ingénieuse idée ? Toi ou Virginie, notre grande gueule adorée !

— Nous avons eu l'idée ensemble. Alors tu pourras t'en prendre aux deux !

— Ecoute ! Je suis vraiment pressée là ! Je te téléphone plus tard ! Ok !

— Ben voilà ! Maintenant que tu joues les vedettes, tu n'as même plus cinq minutes à consacrer à tes copines !

— Alex ! Je ne te snobe pas ! Si tu veux tout savoir, je suis sur le point de partir pour l'hôpital. Je dois y rejoindre mon frère. Alors crois-moi, je suis loin de la notoriété, des plateaux de télé, ni même de mon rôle de vedette ! Malgré ma célébrité récente, je suis restée égale à moi-même ! Avec les mêmes préoccupations qu'avant ! D'ailleurs, si je pouvais échanger tout ça contre la santé de mon frère, je le ferais plutôt deux fois qu'une !

Alex est navrée :

— Excuse-moi ma louloutte ! Je n'étais pas au courant ! Fred ne m'avait rien dit !

— Voilà ! Tu sais maintenant pourquoi je dois te laisser. Bises et à plus tard !

— Marie ?

— Oui !

— Si tu as besoin ! On est là ! Tu peux compter sur nous, comme au bon vieux temps ! On aura toujours une oreille attentive pour notre petite fée.

— Ok ! C'est gentil ! Tchao !

Elle ne laisse pas le temps à Alex de répondre. Elle raccroche le combiné et démarre enfin la voiture, direction l'hôpital.

Le mince parcours qui mène du parking à l'entrée principale semble être interminable. Marie a les mains moites. Elle regarde les grandes tours qui s'élèvent au-dessus d'elle. Troisième étage, service réanimation. Elle essaye par tous les moyens d'imprimer les moindres détails de ce décor. Comme pour expier son crime de n'avoir pas pu être présente plus tôt, elle se presse ! Devant un tel spectacle, entre sirènes d'ambulances des urgences et fauteuils roulants à l'entrée, elle sent monter la rage en elle. Non ! Ce n'est pas ça qu'elle veut retenir des derniers instants de vie passés avec son frère, il ne peut pas partir ! Elle enrage et se déteste d'être aussi égoïste.

Lorsqu'elle pénètre à l'intérieur, elle est surprise par la hauteur des plafonds. On dirait un hall de gare plus qu'un hall d'hôpital mais ici les destinations sont bien moins intéressantes. Elle se surprend à penser :

« Un billet pour le paradis, s'il vous plaît ! »

Ses pensées divaguent un peu tandis que le stress monte sous l'effet de l'apesanteur de l'ascenseur. Au troisième étage, tout est fléché. Elle prend une grande inspiration avant de prendre le grand corridor qui l'emmène vers le service de réanimation. Personne ! Ni père, ni mère ne sont présents dans la salle d'accueil des familles ! Pourtant, sa mère lui avait dit qu'ils ne pouvaient rentrer qu'un par un. Marie est inquiète. Elle se dirige vers l'interphone et sonne. Elle attend. Les minutes paraissent des heures lorsque l'on a la trouille au ventre.

Une voix douce et tranquille se fait entendre au bout de cinq minutes :

— Sébastien à votre écoute !

Marie hésite, elle n'a pas trop l'habitude de ces protocoles :

— Bonjour ! Euh ! Je suis la sœur de Monsieur Liberté Rodolphe. Puis-je le voir ?

— Attendez, je vous prie.

Un crépitement désagréable surgit de l'interphone tandis que l'interlocuteur…, Sébastien lâche le bouton. Marie se recule d'un pas, surprise par le bruit. La voix de Sébastien réapparaît au bout d'une longue minute :

— Madame Liberté ?

— Oui ! Je suis toujours là !

— Votre mère arrive. Elle est au chevet de votre frère.

— Merci !

Marie sourit bêtement à l'interphone comme si l'interlocuteur pouvait la voir. La force tranquille que dégage cet infirmier apaise un peu les craintes de Marie. Elle pense :

« Pas de désagréables nouvelles. Maman est à son chevet ! »

Sa mère arrive enfin ! Marie pensait la retrouver avec les traits tirés, livide. Mais rien de tout ça ne transparaît ! Malgré ces quelques jours de tension, France, sa mère, a un visage identique aux autres jours de l'année. Marie l'a prend dans les bras et lui demande :

— Comment allez-vous ?

Sa mère semble sereine. Mais chez elle, rien de ce qu'elle fait ou dit ne viendra trahir son for intérieur. Marie n'a jamais su lire dans le comportement de sa mère aucun signe de faiblesse, de détresse… rien ! Elle reste limpide tel un lac ! Marie en est presque frustrée de ne pas savoir lire en elle. France reste et restera mystérieuse sur ses ressentis. Elle ne révèle que très rarement ses états d'âme, encore moins dans ces circonstances de forte pression :

— Ton père tient le coup ! Il est parti chercher Patricia ! Nous sommes un peu fatigués mais aussi soulagés. Ton frère s'est réveillé cette nuit de son coma. Mais il a fait une hémorragie au niveau de la canule.

Au moment où France explique les dernières nouvelles, elle se touche le cou comme pour mieux imprégner Marie de son discours et pour la préparer à tout ça. Marie écoute religieusement sa mère :

— Les internes l'ont surveillé toute la nuit. Mais le chirurgien a du se déplacer. Il nous a appelé à 4 heures du matin car l'hémorragie avait pris une telle ampleur qu'il pensait qu'il ne s'en sortirait pas. Il était descendu à 4 de tension. Mais tu connais ton frère, il est si courageux, si costaud malgré les apparences ! Maintenant, il est sorti d'affaires et son état est stationnaire. Reste à savoir s'il va supporter sa nouvelle vie avec la trachéotomie ? Les médecins le gardent en observation au cas où…

Marie sourit à de si bonnes nouvelles. Elle prend sa mère dans ses bras et lui dit :

— Ce qui compte c'est qu'il soit sorti d'affaires ! Non ?

France rétorque sans hésiter :

— Bien sûr mais tu vas voir ! Il a énormément maigri et…

Marie le sait, sa mère cherche par ce discours à l'épargner le plus possible mais elle est prête. Elle est tellement soulagée de le savoir sain et sauf ! Ses nerfs se relâchent.

— Il est hors de danger maintenant ! C'est tout ce qui compte ! Le reste reviendra petit à petit ! Je vais aller le voir tandis que tu vas aller te reposer un peu ! Si vous avez été réveillés à 4 heures, vous devez être fatigués ! Non ?

— Non ! Non ! ça va ! Nous ne dormons pas beaucoup de toutes façons ! Va le voir ! Je vais aller me chercher un truc à boire en attendant ! Il y a une blouse, des chaussons, des gants et un masque à enfiler. Tu ne dois rien prendre avec toi ! Ni sac, ni manteau ! Rien !

— Puis-je prendre un livre au moins ?

— Tu demanderas aux infirmiers. Tu sais, il dort maintenant alors le livre, ce n'est pas la peine pour aujourd'hui !

— Ok !

Marie embrasse une nouvelle fois sa mère et se dirige dans le corridor qui mène aux différentes chambres du service réanimation. Celles-ci sont disposées en rond toutes autour du poste de surveillance des infirmiers et infirmières de garde. Pour y accéder les visiteurs doivent faire le tour, rien n'y est visible de l'extérieur. D'épais rideaux opaques empêchent toute curiosité mal placée !

Une fois devant la bonne porte, il faut mettre la panoplie qui limitera une éventuelle infection des lieux par des microbes de l'extérieur. Puis il faut attendre qu'un des infirmiers viennent ouvrir la porte et vérifier que tout le protocole est bien respecté. Marie se déshabille pour enfiler la blouse. Malgré les bonnes nouvelles, la tension monte. Elle n'a pas revu son frère depuis plus de deux mois. A ce stade de cette maladie, deux mois peuvent marquer une progression importante des différents troubles et symptômes. Sa mère l'a prévenue, il est amaigri. La physionomie de son corps a changée. Et cette trachéotomie ? Va-t-elle être choquante ? Marie, va-t-elle pouvoir regarder son frère en face ? Comment aura-t-il vécu son retour à la vie en de telles circonstances ?

Tandis qu'elle finit de s'apprêter, elle se remémore toutes les fois où un changement visible s'opérait sur le corps de son frère à chaque étape de l'évolution de la maladie. Il en a fallu du courage pour ne pas lui montrer la moindre pointe de tristesse lorsqu'elle le trouvait trop changé. Va-t-elle pouvoir être aussi stoïque que sa mère ?

Elle voit une ombre s'approcher de la porte. Un infirmier apparaît. Il lui fait un signe de la tête pour lui dire bonjour et l'invite à rentrer :

— Votre mère vous a-t-elle expliqué ?

Marie en voyant son frère branché de tous les côtés a un moment d'inattention :

— Pardon ? Vous disiez ?

L'infirmier, certainement habitué à cette réaction, reprend toutes les explications sur l'état de santé de Rodolphe puis ajoute :

— Avez-vous des questions ?

Non ! Elle n'en a pas ! De toutes façons, son cerveau est déjà ailleurs. Elle s'assoit prêt de son frère, lui prend la main et répond :

— Non ! Non !

L'infirmier, avant de repartir dans le poste de surveillance, dit à Marie :

— Si vous avez besoin de quoique ce soit ? N'hésitez pas ! Nous sommes là pour ça !

Marie sourit à son interlocuteur, de manière fade et légère. Elle est secouée ! Son frère est là inerte. Elle ne sait plus quoi lui dire ! Elle pense :

Lui parler ! Lui parler à tout prix ! Lui faire comprendre que je suis là.

Elle commence par :

— Salut mon frérot ! C'est ta frangine ! Ta petite sœur qui est enfin là ! Je suis désolée de ne pas avoir été présente plus tôt. Mais Boston n'est pas à la porte d'à côté…

Marie fait de l'humour pour essayer de se détendre. Rodolphe ne répond pas. C'est normal, il dort ! Il se remet de toutes ses émotions. Marie a des larmes qui lui montent aux yeux sans qu'elle ne puisse les contrôler. Elle pense :

« Oh ! Mon Dieu ! Je me retrouve là, étrangère à la scène. Cent émotions dans mon cœur défilent entre joie et peine. Je suis confuse ! Je te parle mais je ne sais déjà plus ce que je voulais te dire. Mon regard se pose sur ta fébrilité mise à nue. En t'observant, je comprends mieux le

sens de ton désarroi ! Moi qui suis déjà passée par là, mais pour quelques heures seulement ! Je me suis sentie partir mais, toi, mon frère, c'est toute ta vie que tu as du le ressentir ! »

Marie se met à parler sans trop réfléchir :

— Je me sens si petite face à ton courage. Moi qui n'est su développer que de la rage face à cette peur, cette angoisse et tous ces doutes qui m'obsèdent. De tout mon être, je la ressens, elle me possède. Vais-je réussir à te survivre ? Que va-t-il advenir de moi lorsque tu ne seras plus là ? Vais-je réussir à trouver enfin la paix ? Il faut que j'apprenne à avoir confiance en l'avenir, il faut que je gagne en sérénité !

Marie s'arrête un instant. Elle renifle. Elle attrape un mouchoir sur la table de chevet derrière elle et se rassoit. Elle regarde la gorge de son frère et ce long tuyau qui le relie à la machine. Ses poumons se gonflent au rythme de celle-ci. Une perfusion vient noircir la main trop maigre pour endurer telle épine ! Marie est bouleversée ! Elle se penche pour embrasser son frère qui ne frémit pas à ce doux contact. Sait-il qu'elle est là ? Elle n'en sait rien ! Elle continue son monologue, elle veut absolument lui dire ce qu'elle a sur le cœur.

— Depuis toutes ces années, c'est en vivant tous ces tourments que j'ai réellement pris conscience que l'on peut tout perdre en un instant. Cette leçon m'est apparue de ta déficience. J'aurai voulu qu'il en soit autrement. Mais je sais aussi qu'en acceptant et à force d'acharnement, on peut également reconstruire et se battre. Tu viens encore de nous donner une brillante leçon. Nous avons la chance d'être bien entourés, aimés. C'est notre force, notre credo de vie ! Je t'aime mon frère ! J'ai de la chance de t'avoir comme grand frère !

Marie se met à chanter doucement en posant la tête sur le lit, le regard dirigé vers Rodolphe :

« Je dessine mes maux à l'encre de mes veines.
Pour que plus jamais mon cœur et mon âme ne ressaignent.
Retrouver le vertige d'une vie sans vestige !
Retrouver l'innocence d'une vie qui commence !
Mais je ne veux rien oublier de ce lourd passé,
Ni les angoisses, ni les souffrances de cette vie élaguée. ♪ ♫

Refrain :
Car c'est dans la peine que j'ai su regarder,
Quand on est face à ces peurs,
On découvre toutes les valeurs.
D'une amitié et d'un amour passé,
De tous les gens qui vous entourent
Et qui vous ré-apprennent à aimer. ♪ ♫ ♫

Je n'ai plus envie d'une minute sans saveur,
Je veux honorer la vie accompagnée de mes âmes sœurs.
Et si un jour je m'égare, si un jour j'ai un doute !
Que je ne sais plus m'engager sur cette jolie route !
Je m'assiérais patiemment sur le bord du chemin,
Car je sais qu'un ami, (et mon frangin pense-t-elle) *viendront me tendre la main* ♪ ♫

Refrain :
Car c'est dans vos cœurs que j'ai su reconnaître
Quand on est face à ses erreurs,
On découvre toutes les valeurs.
D'une amitié et d'un amour passé,

De tous ces gens qui vous entourent
Et qui vous ré-apprennent à aimer. ♪ ♫

Je dessine mes maux... à l'encre de mes veines,
Et aujourd'hui, je sais que mon cœur vous aime ! ♪ »

Marie est interrompue par l'infirmier alors qu'elle fredonne les dernières notes :

— Il en a de la chance votre frère ! Il a droit à un concert privé !

Après cette boutade servit pour détendre Marie, l'infirmier lui demande de sortir pour pratiquer les soins quotidiens. Marie se lève embrasse son frère, sourit à l'infirmier et va rejoindre sa mère dans la salle de convivialité prévue pour que les familles y trouvent un certain réconfort. Un distributeur de boissons chaudes ou froides et un autre de friandises y sont disposés et des tables sont réparties dans la pièce. Tout y est minutieusement étudié !

Marie va prendre un café et rejoint sa mère sur un divan disposé plus loin. Ni elle, ni sa mère ne trouve quelque chose à dire. Elles restent juste silencieuses, exténuées mais soulagées de le savoir indemne de ce long coma. France est heureuse d'avoir sa fille, enfin auprès d'elle. Elle lui prend la main et lui sourit. Afin de penser un peu à autre chose, elle finit par lui demander :

— Alors, ma puce ! Et ce concert ?

Marie s'enfonce un peu plus sur le canapé et pose sa tête sur le haut du siège. Son regard se dirige vers les luminaires du plafond qui la replongent dans les souvenirs de cette communion avec la foule. Ce léger retour en arrière augmente sa décontraction :

— Fantastique ! Tout simplement fantastique et incroyable ! Maman si tu avais vu cette foule !

France se penche elle aussi et met sa tête sur l'épaule de sa fille. Le regard dans la même direction, comme pour mieux s'imprégner de ce récit, sur ce fabuleux concert auquel elle aurait tant aimé participer :

— Lorsque je rêvais d'être une star, j'étais loin de m'imaginer l'énorme dose d'adrénaline que la scène procure. Comparé au sport de haut niveau, l'effort n'est pas le même mais l'intensité est identique. Ces Bostoniens ! Quel public ! Je frémis à l'idée de me retrouver face à celui de Paris !

Elle embrasse sa fille et se relève pour reprendre son gobelet rempli de caféine. Marie continue son explication, elle sait que cela permet à sa mère de se décontracter, elle aussi, de tant de pression :

— Nous allons pour Paris reprendre ce concept de convivialité que nous a procuré le concert de Boston. La salle de Paris est petite et proche du public. Nous pourrons ainsi jouer davantage avec cette interaction. Finalement, le métier de chanteuse ne serait rien sans la possibilité de toutes ces mises en scène, sans les concerts. Je ne pensais pas revivre un jour telle dose d'adrénaline ! C'est aussi puissant que lorsque j'ai réalisé mon exploit aux Championnats de France face à la Championne en titre… Tu te souviens ?

France se remémore cette compétition :

— Oh oui ! Je m'en souviens ! Quel match !

Cette agréable conversation qui permet de détendre l'atmosphère est coupée par l'apparition de Patricia et de Paul. Marie se lève pour aller les embrasser tous les deux. Patricia est rayonnante, très certainement soulagée de savoir que son chéri est hors de danger. Mais le père de Marie a le visage très tendu. Cette constatation suffit à lui redonner du stress. Elle connaît bien son père. Elle sait qu'il est dépressif mais elle aurait cru que de savoir Rodolphe sain et sauf le soulagerait un peu. Au lieu de ça, il affiche une mine de « chien battu ». Agacée de le voir si dépité, elle s'imagine de suite le calvaire de sa mère durant toutes ces longues heures d'attente d'un verdict avec un mari aussi pessimiste près d'elle. Cela n'a pas dû être de tout repos. Marie, en embrassant son père, est limite en colère après lui !

Afin de ne pas envenimer la situation, elle n'insiste pas et retourne auprès de Patricia afin de la déshabiller. A l'hôpital, il fait bien chaud et Patricia est trop couverte. Handicapée elle aussi, elle a besoin de quelqu'un pour enlever son imperméable. Le reste de l'après-midi se passe sans heurt. Rodolphe est visité à tour de rôle par tout le monde. Mais il ne se réveille pas pour autant. Puis tout ce petit monde finit par partir en début de soirée.

Patricia retourne au centre tandis que la petite famille Liberté se dirige vers leur hôtel. Marie les suit en espérant pouvoir avoir une chambre dans le même hôtel que ses parents. Dans sa voiture, elle se ressource un peu. Elle pense à son frère et espère qu'il sera réveillé demain afin de mieux profiter de lui. Elle l'aime tant ! Elle a maintenant hâte d'aller se reposer. Elle repense à son père et à son comportement de la journée. Elle enrage de le savoir si lâche. Elle ne comprend pas sa réaction et ne le comprend plus depuis si longtemps déjà !

Elle connaissait ses simagrées pour les avoir déjà vécues lors de ses propres hospitalisations. Elle ne pensait pas une seconde qu'il en serait de même pour Rodolphe.

Elle les a supportées pour elle mais ne les acceptera pas pour son frère !

Elle repense au texte qu'elle avait écrit pour exorciser sa colère lorsque son père lui avait fait tout un cinéma à l'hôpital. Il agonisait sur son siège alors que Marie venait de subir son hystérectomie. Elle pouvait imaginer la détresse de parents face aux coups durs de leurs enfants.

Elle peut le comprendre mais ça n'excuse pas tout ! Elle repense, au rythme du moteur, à ce qu'elle avait exprimé par écrit, faute de ne pouvoir lui crier à la figure, parce que malgré tout, elle l'aime tant :

« Envie de s'évader, voyager,
Forger de nouveaux souvenirs,
Sur des sourires, du bonheur partagé,
Envie de légèreté et de rires.

Je vis dans une prison
Entre raison et déraison,
Tiraillée entre amour et destruction,
S'enfuir loin de cette trahison.

Envie de pouvoir vivre chaque jour,
Sans entendre ses appels au secours,
Sans sentir ces sentiments de haine et de culpabilité,
Se sentir enfin libre de vivre sans avoir peur de le blesser.

Je vis une incompréhension
D'un père en pleine démission,
Qui nous dit qu'il nous aime,
Et qui, tout à la fois, nous malmène. »

Marie et ses parents arrivent enfin à l'hôtel. Elle est trop fatiguée pour avaler quoique ce soit et une fois récupérée la clef, va directement dans sa chambre prendre une douche. Elle se déshabille et jette son jean sale et sa chemise trempée de transpiration dans un sac, en oubliant complètement le petit mot de Sophie. Elle s'allonge dans son grand lit deux places, trop vide, beaucoup trop vide. Elle repense à Rodolphe, son corps si fragile, son souffle si mécanique à présent. Elle a eu si peur de le perdre ! Marie est désabusée de se sentir si égoïste ce soir ! Non ! Elle ne veut pas perdre pour toujours son frère, elle l'aime tant. Des millions de songes lui traversent l'esprit :

« Quand l'esprit raisonne le cœur,
alors qu'il rêve de jours meilleurs,
de grands voyages et de bonheur.
La raison renvoie au paysage qui
Ne reflète que ce moment où
Les idées et sentiments sont ambigus et en nages
De ces troubles et leurs ravages.

Mon cœur crève de trop t'aimer
Au jour de ton dernier voyage.
Et ma raison toute affolée,
A peur que je perde pieds.

Quand la raison déraisonne,
Que le cœur la fait dérayer.
Elle empoissonne et frissonne,
De ce qui pourrait arriver.
La raison renvoie à la vie,
Tandis que le cœur à l'ennui,
De ne pouvoir te retenir,
Te maintenir dans ma vie.

Mon cœur crève de trop t'aimer.
Au jour de ton dernier envol,
Et ma raison extrapole
Pour que je ne perde pas pieds.

Quand ma raison te voit mourir,
Quand mon cœur saigne que tu vas partir.
Ensemble, ils se rejoignent,
Dans cette épreuve qui nous éloigne.
Et ni mon cœur, ni ma raison
Ne pourront changer ma passion,
Pour toi, mon frère, mon idole
Qui va bientôt prendre ton envol.

Mon cœur crève de trop t'aimer.
Au jour de ton dernier soupir.
Et ma raison aussi chavire.
Lorsqu'il faudra te laisser partir pour l'éternité ».

Marie s'endort tandis que ses larmes sèchent le long de ses joues. Son cœur reprend un battement paisible mais elle a eu si mal comme une déchirure. Elle sait maintenant ce qui les attend une fois que la maladie en aura fini avec lui. Pour son frère se sera une libération de toutes ses souffrances charnelles, physiques mais pour eux la douleur morale sera éternelle aussi éternelle que son absence à leur côté.

3

Marie est auprès de son frère. Il est radieux. Il sourit et rigole des âneries de sa sœur. Marie fait le singe et mimes les situations, au fur et à mesure, de ses récits. Mais tout à coup, tout sonne et vibre ! Tous les appareils de surveillance se mettent en route. Marie voit son frère en train de s'étrangler avec son propre sang qui a envahi toute la canule d'où passe l'air. Marie crie :

— Non ! Non !

Marie hurle et sonne pour appeler les infirmiers mais personne ne vient à son secours. Les appareils sonnent de plus en plus fort et…

… Marie se réveille en sueur. Le téléphone sonne la faisant ressurgir des profondeurs de son cauchemar. Elle s'entend à nouveau crier :

— Non !

Son cœur palpite jusqu'à en sortir de sa poitrine. Le téléphone sonne toujours mais Marie ne peut répondre. Assise dans son lit. Elle émerge de tant d'angoisse. Elle pense :

Ce n'est rien ! Ce n'est rien ! Juste le téléphone ! Tout va bien ! Ce n'est rien !

Elle se lève tandis que le téléphone déclenche sa messagerie. Elle se dirige dans la salle de bain et se mouille le visage. Elle fixe le miroir et découvre ses traits tirés. La laideur de son cauchemar apparaît sur ses moindres rides. Elle inspire et expire longuement et doucement. Elle essaye de reprendre le contrôle de ses émotions, de son palpitant.

La tension accumulée depuis Boston ressurgit. Cette réaction est tout à fait saine et normale mais Marie est mal. Très mal ! Elle a eu si peur ! Tellement peur !

Elle s'assoit sur le rebord de la baignoire et se laisse glisser dans des sanglots de plus en plus prononcés ! Son cœur est gros ! Elle pleure et ne pense plus à rien ! Elle pleure et elle enrage. En cet instant, elle se laisse aller. Elle le sait rien ni personne ne pourront l'empêcher de verser sa détresse profonde. La petite sœur s'est sentie si petite face à la mort. Elle s'est sentie si inutile, si ridicule, si fébrile. Elle pense au rythme de ses pleurs :

« Laisser échapper ma détresse profonde pour qu'elle me laisse enfin respirer de nouveau. Bousculer en moi le tonnerre qui gronde pour sortir définitivement la tête hors de l'eau. Re-accorder ma guitare pour jouer une nouvelle mélodie d'une vie sans fausse note, d'une vie sans mépris. Ré-apprendre à marcher après avoir eu les jambes coupées, c'est ré-apprendre à vivre sans craindre de retomber. Apprendre à se relever, apprendre à continuer dans cette vie d'imposture, pour un cœur qui est tendre et pur, c'est apprendre à se forger une carapace d'acier... »

Marie sèche ses larmes. Elle reprend une respiration normale tandis qu'elle fixe ce maudit téléphone qui lui a fait si peur. Elle reste assise, toujours songeuse :

« ... Mon âme de combattante m'apportera les armes pour vaincre cette rancœur. Ma sensibilité amplifiée, aujourd'hui m'a fait peur mais demain elle sera à la source de mes plus beaux émois. Je referme les portes de mon cœur à toutes ces injures, de cette frayeur, de cette souil-

lure. Je ne laisserai plus aucune place pour toutes ces pensées impures. Mais si un jour la trahison devait ressurgir et venir frapper de nouveau aux portes de mon inconscient, je ne serai plus... Je le jure... un colosse aux pieds d'argile. Je ne serai plus une jeune femme si fragile. Je garderai toujours la foi et je n'accepterai plus aucune manipulation, plus aucune allégeance... De cette trouille au ventre, j'en sortirai vainqueur et j'en ferai une force, une arme pour combattre, pour me battre... »

Marie se relève et sèche son visage avec une serviette. Quelqu'un frappe à la porte de sa chambre. Une fois, deux fois... au bout de la troisième, elle va ouvrir :

— Oui !

Son père apparaît dans l'entrebâillement les sourcils renfrognés :

— Tu en as mis du temps pour répondre !

Marie ouvre en grand et retourne vers son lit tandis que son père rentre dans la chambre :

— Je me suis assoupie ! Je ne t'ai pas entendu frapper tout de suite.

Son père prend cette réponse comme argent comptant, sans chercher plus loin. Il ne sait d'ailleurs rendu compte de rien :

— On se demande, ta mère et moi, si tu aimerais manger avec nous ou bien es-tu trop fatiguée ?

Marie, toujours le dos tourné à son père, écoute le message de son téléphone tout en lui répondant :

— Donne-moi cinq minutes ! Je vous rejoins.

En réponse à l'appel de Jamel, elle lui laisse un texto : *« Vais manger. Te rappelle après. Bise. Marie »* Puis elle enfile un pantalon de jogging ainsi qu'un petit haut soyeux. Elle attend encore quelques minutes pour évacuer les dernières affres de ses tremblements. Puis elle va rejoindre ses parents déjà installés à une table sur la terrasse.

Marie n'a pas très faim mais se laisse tenter par le buffet de hors d'œuvres rempli de crudités et crustacés. Elle aurait envie de parler à son père de son comportement d'aujourd'hui mais elle n'en fera rien. Ils se contentent de se dire des banalités comme toutes les fois où les journées ont été éprouvantes. Pas de discussions sérieuses, que des futilités, la fatigue est trop grande pour cela ! Ils sont dérangés deux fois par des admirateurs assez culottés pour venir demander à Marie un autographe. Puis le repas s'achève déjà sur un feuilleté à l'abricot, un régal pour les gourmets. Ils s'accordent sur l'organisation du lendemain. Marie sera la première à aller voir son frère le matin tandis que les parents en profiteront pour dormir, rassurés de ne pas savoir leur fils tout seul ! Ensuite, ils viendront prendre le relais !

Tout le monde est satisfait de ce planning. Marie demande les dernières nouvelles de la famille puis quitte ses parents vers 22 heures pour aller téléphoner à Jamel.

Elle s'installe confortablement sur le lit, la fenêtre grande ouverte, et pianote le numéro de son mari :

— Bonsoir mon cœur !

Jamel est heureux d'entendre enfin la voix de sa douce, il commençait à s'inquiéter de n'avoir aucune nouvelle pendant tout ce temps :

— Bonsoir ma crevette. Dis-moi ? Comment va-t-il ?

— Il est réveillé de son coma mais très affecté aussi. Il a dormi toute la journée. Nous n'avons pas vu le bleu de ses yeux. Il est sauvé et c'est tout ce qui compte !

Jamel laisse échapper un soupir de soulagement :

— Je suis super heureux !

Marie lui coupe la parole sans attendre et demande :

— Et toi ? Cette préparation ? Où en êtes-vous ? Pas de problème majeur ?

Jamel coupé dans son élan de bonne humeur lui dit avec un ton plus radouci :

— Non ! aucun problème. Nous avons déjà monté la maquette de l'installation de la scène. Il ne reste plus qu'à placer les instruments parmi tout ce décor. Nous avons rajouté une fausse cheminée pour rendre plus réel le décor du salon. Nous essayons d'aménager le plus efficacement possible en fonction du déroulement de chaque chanson.

— En parlant de ça ! Jam ! Laisse quelques imprévus dans le programme des chansons. Un ou deux pour que je puisse caler pourquoi pas quelques inédits…

C'est au tour de jamel de couper Marie dans son élan :

— Ok !Ok ! Nous y avions déjà pensé ! On te connaît toi et tes improvisations. Tes monologues et tes confidences avec ton public adoré ! Par contre, il faudrait que tu reviennes assez rapidement pour les répétitions. La sonorisation de cette salle est totalement différente de celle de Boston et nous aurions besoin de faire des essais avec ta voix et celle des choristes.

— Jam ! Donne-moi encore un peu de temps. Une semaine avant, ça irait ?

— Ben ! Je pense que ça va être un peu juste mais... Après tout, nous vivons un cas de force majeur et je pense que l'équipe comprendra... Ils te connaissent, tu es une mère poule avec eux aussi...

Marie rigole, détendue. Elle s'allonge de tout son long sur le lit, à plat ventre, la tête de côté sur l'oreiller, les jambes à demi repliées. Puis timidement elle demande :

— As-tu lu mes petits mots ce matin ?

Jamel ne répond pas. Marie fronce les sourcils :

— Jam ?

Jamel finit par répondre :

— Attends je sors de la pièce. Nous étions en plein brieffing !

— Veux-tu que je te rappelle ?

— Non ! Non ! Je les ai congédiés. Ils sont apparemment ravis que notre réunion se termine plus tôt.

Marie pouffe et laisse Jamel s'exprimer le premier en lui disant avec une voix coquine :

— Alors ?

Jamel s'installe dans la loge de Marie. Des dizaines de bouquets de fleurs y sont déjà disposés. La pièce n'est pas très grande mais elle est remplie de présents pour l'artiste mise en scène. C'est un rituel que le régisseur de cette salle a instauré. Des peluches, des mots et des livres déjà envoyés par les fans décorent la table de maquillage. Jamel sourit en prenant une peluche dans la main. Elle ressemble au petit ours de « Boucle d'or ». Il repense à ce matin et à ses émotions. Au moment de prendre la parole, il sort les petits feuillets de sa poche, il s'assoit :

— Alors, j'ai vécu ce matin une réelle explosion d'émotions. Je crois que pour la première fois de ma vie, je me suis perdu dans un tourbillon de ressentis. Comme une fleur qui s'offre à la lumière, comme une chrysalide, je me réveille à l'amour et tu en as été mon éclosion, mon éveil. Comme un talisman, ces déclarations d'amour ont révélé une partie de moi-même que je ne pensais pas être prêt à ressentir… Ton amour me donne envie d'être plus que ton mari, j'ai eu envie d'être un père… le père de tes enfants… Cet amour brûlant qui m'a fait verser mes premières larmes ce matin, m'a aussi fait prendre conscience que j'étais prêt à vivre l'aventure de l'adoption à tes côtés. Je t'aime tant que je voudrais te donner ce dont tu rêves depuis toujours… un enfant ! Je n'ai pas pu résister à cette tentation si douce, si tendre, porté par ton amour alors j'ai pris un rendez-vous pour obtenir l'agrément pour adopter un petit être qui sera…

Marie est troublée, elle a la gorge nouée de larmes. Un petit bonheur se dessine en son sein tandis qu'elle entend l'amour de sa vie lui apprendre qu'il est prêt à être père alors que quelques mois plus tôt, la seule discussion d'une adoption provoquait une discorde. Elle n'ose pas briser l'harmonie de cet instant et de cet aveu. Elle laisse Jamel continuer son monologue, les larmes coulent doucement, une à une, sur ses joues chaudes et empourprées :

— … sans nul doute notre enfant ! Il ne sera pas de notre chair, de notre sang mais il sera bien plus puisque notre désir de l'adopter sera né de notre amour. Il sera le fruit de toute notre histoire, il sera pour nous le plus beau des cadeaux que la vie nous ait donné… il sera pour moi la personnification de l'évolution de mon amour qui ne cesse de croître pour toi. Cet enfant sera la seule et unique déclaration d'amour que je puisse te faire après tant d'émotions partagées, après toute cette année de vie commune… Je t'aime et cet enfant je l'aime déjà puisqu'il est toi, puisqu'il est moi, puisqu'il sera nous !

Un long silence s'installe de part et d'autre. Marie finit par dire :

— Pourquoi dans ces moments là, la langue française ne détient pas les mots qu'il faut ! Te dire « Je t'aime » me semble fade à présent ! Je voudrais tant que tu sois là, près de moi pour que tu puisses vivre au même rythme que les battements de mon cœur, cette puissante métamorphose que je vis en moi. D'un état de pesanteur, je glisse tout doucement dans les abysses de mon cœur rythmé par ce doux élixir, ce si doux breuvage de mots que je t'entends me prononcer. Je ferme les yeux et j'ai l'impression de voler sur les ailes de l'amour, de l'allégresse. Alors que je ne cherchais qu'un doux jeu amoureux coquin et tendre en te laissant cette prose, je suis propulsée dans une douce alchimie… Tu as raison de dire que cet enfant sera le nôtre puisqu'à cet instant précis, nous vivons ensemble l'enfantement d'un rêve qui caractérise à lui tout seul tous les qualificatifs que nous pourrions prononcer sur cet amour si intense qui a fait que nous nous sommes retrouvés et mariés.

Jamel et Marie laissent cette discussion en suspens afin de garder précieusement la magie de cet instant intacte. Ils raccrochent en cœur en se disant un simple « je t'aime ». A 350 kilomètres séparés l'un de l'autre, ils sont malgré tout en symbiose, partageant la même joie d'être l'un pour l'autre bien plus que des amants. Marie se trouve amusée de cette situation cocasse. Elle vénère tout à coup ce téléphone qui, quelques heures plus tôt, avait été l'objet de tant de tortures.

4

« En cette belle journée printanière, me baladant à Saint-Cast-le-Guildo, je redécouvre cette ville balnéaire chère et tendre.

Passant devant « Janblanton » une petite nostalgie m'envahit.

Découvrir cette maison qui me paraît si familière et étrangère à la fois... Quelle vie !

Petite rancœur envers Papy de n'avoir pas su conserver cette villa pleine de bijoux, ceux de nos rêves d'enfants !

... Souvenirs engloutis en voyant circuler des étrangers dans le jardin, quelle tristesse, quel chagrin !

A côté de la maison de retraite, je me trouve, aujourd'hui, aussi nostalgique que ces petits vieux qui me regardent l'air inquiet et soucieux... »

Rodolphe sourit à l'écoute de cette prose. Il prend un air moqueur face à la nostalgie de sa petite sœur envers une ancienne bicoque qui a appartenu pendant de nombreuses années à la famille. Marie lit doucement son journal comme pour imprégner sa narration d'une interprétation lyrique. Elle accompagne sa lecture de quelques intonations, judicieusement placées, pour en révéler toutes les nuances de sentiments :

« ...La roue tourne, le temps passe, je suis une jeune romantique. Et pourtant, la petite larme, remplie de tendresse envers cette image gravée, sillonne et semble former une ride invisible ! Saint-Cast ne serait-il plus le

même sans ce très cher « Janblanton » ? Qui est là face à moi, semblant me souffler, en silence, un dernier adieu !

Je m'éloigne, peu à peu, de la maison représentant à elle seule, le Saint-Cast symbolique de mon enfance et de celle de Sylvain, Rodolphe, Papy et Mamie et de la vôtre mes très chers parents.

En m'éloignant, j'entends des cris d'enfants, ils viennent percer le chant des oiseaux et me rappellent que, dès à présent, « Janblanton » a pris un autre chemin que le mien. Il est envahit d'autres vies celles de ces enfants qui bâtiront à leur tour d'autres souvenirs, d'autres rêves...

Combien de vies connaîtras-tu ?

Combien de personnes partageront le même sentiment que le mien ? Peut-être qu'un jour, de nouveau, nous aurons le même chemin, le même destin mais en attendant incertaine de ce qui arrivera, sans pouvoir le savoir ni même le dire, je t'envoie un dernier regard signifiant un au revoir plein d'espoir. »

Juillet 92. Souvenirs, souvenirs !

Rodolphe qui a repris quelques forces depuis trois jours, apprend aux rythmes des conversations à parler en harmonie avec sa trachéotomie. Ses mots sont entrecoupés à chaque impulsion de l'air de l'Eole dans ses poumons. Les premiers jours de réveil ont été pour lui un réel calvaire. Ne pouvant s'exprimer qu'avec un alphabet au rythme de son doigt si fébrile, il ne se contentait de dire que des mots simples comme oui, non ou boire. Mais aujourd'hui, Marie et lui en profitent ! Le dialogue a repris toute sa place et Rodolphe prend plaisir au jeu du souvenir. Il se remémore d'ailleurs les meilleurs moments qu'il a passé dans cette maison :

— C'est incroyable… comme tu es douée… pour exprimer par écrit… nos moindres souvenirs ! De cette prose… J'aurai pu en être… l'auteur aussi !

Marie est ravie de ce commentaire. Elle partage depuis deux jours maintenant le journal de son enfance et réveille un festival d'émotions dans le cœur de son frère et le sien. Elle est heureuse de pouvoir lui permettre de voyager par la pensée… elle le laisse parler et malgré toute la gymnastique que cela comporte, Rodolphe n'hésite pas à partager avec elle son point de vue :

— Mon plus beau souvenir… de cette maison… c'est le jour où… nous avons dansé au moment… de prendre le café dans le jardin. A l'époque… je marchais encore avec des appareillages aux jambes. Je n'avais pas de barre en fer dans le dos et je pouvais bouger comme un réel petit asticot… Nous avons valsé et dansé au hasard des musiques… proposées par la radio. Toi, la chipie… Tu m'appelais… « Nono le petit robot ». J'ai dansé à tour de rôle avec Maman, Papy, Mamie, toi et Papa… Je pense que… si j'avais été valide… J'aurai moi aussi fait de la musique… ou peut-être même de la danse…

Marie a les larmes aux yeux. Elle ne se souvenait plus de cette tranche de vie. Et pourtant ! Elle aurait dû vénérer cet instant autant que celui du vélo à Macogny. Toutes ces expressions du corps dans l'effort comme dans la danse, tous ces mouvements que l'on fait sans en avoir conscience qui nous font nous sentir libres, autonomes, Marie, elle, les fait sans y penser. Mais Rodolphe, pour sa part, n'a rien oublié des moindres détails de ces moments passés, car chaque mouvement, chaque cadence était un effort prononcé. Chaque pas de danse était une petite victoire sur la maladie. Pour lui, les jambes raides, maintenues par des tiges de fer pour éviter la chute, ces mouvements prenaient un tout autre sens, une toute autre incidence. L'électricité des stimuli auditives faisaient vibrer les moindres parcelles encore vivantes des muscles bandés par l'effort. Cette douce chaleur, née de l'explosion des fibres musculaires en pleines actions, était une tendre souffrance physique que Rodolphe ne se lassait pas de ressentir. Être le maître de cette opposition entre un muscle vivant et un muscle déjà mort, seul Rodolphe pouvait en ressentir la jouissance. Ce jour là, pour nous, n'était qu'une après-midi joyeuse et musicale. Pour lui, c'était bien plus qu'un simple souvenir, bien plus qu'un instant de vie passé, c'était surmonter pour quelques heures l'emprise progressive et irréversible d'un corps par une paralysie lente. Son corps vivait en ces lieux, ses derniers instants de vibration. Marie, les yeux dans le vague, essaye de se mettre à la place de son frère. Elle se souvient s'être amusée comme une folle, comme une gamine inconsciente. Mais lui, son frère ressentait déjà l'enjeu de cette danse. Marie sort de ses songes lorsqu'elle entend Rodolphe lui demander :

— J'aimerai tant revivre ces instants. As-tu emmené ta guitare ? J'aimerai que tu me fasses vibrer aux sons de tes accords et mélodies. J'aimerai que tu me chantes tes textes si touchants. Tu veux bien ? Je ne peux plus danser mais je ressens toujours les vibrations des sons dans mon corps. J'ai développé de ma déficience, une autre écoute plus charnelle, plus tactile. Cette douce sensation me propulse dans ce souvenir impérissable de cette si belle après-midi à Saint-Cast. Le seul muscle qui continue à danser et bouger aux rythmes de la musique est mon cœur. Un jour prochain, lui aussi, sera prisonnier de ce mal qui me ronge et ce sera pour moi la fin. Mais en attendant, il danse et vibre et j'aimerai tant que ce soit au rythme de tes propres chansons.

Marie est ennuyée. La seule fois où elle n'emmène pas sa guitare avec elle, devient la seule fois où elle en aurait le plus besoin. Mais elle n'ose briser l'envie de son frère de faire « vibrer son cœur » ! Elle le regarde tendrement, elle le trouve si courageux, si lucide aussi. Avec lui, il n'y a pas de détour, pas de tabou. Elle espère pouvoir acheter une guitare dans une boutique du Mans pour satisfaire sa demande. Elle veut mettre à l'honneur ce tempérament et elle s'entend lui dire :

— Ok ! Je ramènerai ma guitare demain ! Et faute de pouvoir danser, tu illumineras mes refrains de ta superbe voix que tu recouvres depuis maintenant deux jours. Te souviens-tu de la chanson sur laquelle nous avions trémoussé nos fesses cette après-midi là ?

Rodolphe sourit et replonge dans ce délectable souvenir :

— « Rosanna » de Toto.

Tous deux fredonnent à présent l'air de cette chanson. Dans cette chambre d'hôpital, loin du service de réanimation, la vie, petit à petit, reprend son cours. Rodolphe s'arrête et regarde Marie. Son visage se fige, serein mais sérieux :

— Tu as raison de penser que la mort est une libération. Lorsque j'étais dans le coma, je me sentais léger, libéré de cette sève venimeuse de la myopathie. Sur le moment, j'avais l'impression de marcher avec des chaussures de tennis en or, de voler même. Je sais que j'ai lutté de toutes mes forces pour rester en vie. Ce miracle, je n'ai pu le faire que grâce à votre amour, celui des parents et surtout le tien. Toi ! La petite sœur, tu ne m'as jamais laissé tomber. Tu aurais pu me laisser croupir dans ce centre mais non ! Tu es venue me voir chaque fois, à chacun de tes moments de libre et même quand tu es tombée malade… C'est de cet amour et de celui de maman, qui est si dévouée, si aimante et compatissante, que j'ai puisé la force pour lutter. Car je l'ai ressenti près de moi tout le temps. Je t'ai senti aussi par la pensée ! Je savais que tu m'encourageais à rester en vie ! Seule la pureté de cet amour filiale m'a donné la force et la foi pour vivre. La mort pouvait être une libération de mon handicap puisque j'avais l'impression de marcher vers les cieux mais plus grand est la force de l'esprit qui se sent aimé. Votre amour m'a libéré. Je m'envole de nouveau avec toi dans un délice de souvenirs qui me font quitter cette pièce à chaque ressouvenance. Je revis ces tranches de vie et je vibre de nouveau. Je te remercie de me permettre de voyager ainsi par la pensée. Je ne ressens plus la peur ni la souffrance en mon corps lorsque mon esprit est occupé à de telles réminiscences. Je pense que la clef de toute liberté se trouve non pas dans notre corps mais plutôt dans notre esprit et dans notre coeur. J'ai souvent hurlé à l'injustice et c'est humain comme réaction. Je viens de prendre conscience que j'ai su rester libre. Parfois la souffrance physique est trop importante pour que la pensée puisse s'évader. Elle reste ainsi prisonnière, privée d'envol parce que tyrannisée par une emprise malfaisante…

Rodolphe s'arrête un moment, il attend quelques insufflations puis reprend :

— Mais à bien y réfléchir, on s'habitue… On s'adapte et on finit par prendre le dessus. Je pense que je n'y serai jamais parvenu si je n'avais pas eu des moments comme celui de Saint-Cast ou d'autres avec Patricia. Se sentir soutenu et aimé, c'est le premier essor de l'esprit. Une relation amoureuse, fraternelle ou parentale si intense est la plus belle piste d'envol que je connaisse…

Marie se penche pour embrasser son frère sur le front. Elle lui sourit et a les larmes aux yeux :

— Je suis émue de tous ces aveux. Je les ressens et comprends bien plus que tu ne le crois. Ecoute ça ! Tu vas être surpris de te rendre compte que nous avons les mêmes croyances :

Marie se met à chanter a cappella :

« Une histoire d'amour qui n'en finit pas de s'éteindre,
A la lueur d'un espoir renaissant.
Des mots, des regards, des silences qui font feindre,
Un faux semblant de recommencement.

Cœur de cristal ou cœur de pierre,
Tout nous est égal ou bien l'on espère.
D'un geste, d'une note éphémère,
Toute une vie à deux qui s'enflamme,
Ou tout est à refaire.

Une histoire d'amour qui est vieille comme le temps.
D'une arrière grand-mère et d'un tout jeune enfant.
Une fin de vie trop courte pour un commencement.
Une fin de vie trop courte pour voir grandir l'enfant.

Cœur trop jeune ou cœur trop vieux
Deux vies réunies à l'heure des adieux.
Amère fin de vie à l'heure du grand voyage,
Quand il faudrait s'occuper d'un enfant en bas âge.

Une histoire d'amour qui entretient un mystère
Mensonge par omission ou mensonge volontaire.
Et cette trahison, combien de temps elle se terre.
Dans les veines de son corps, elle se révèle amère.

Cœur poison ou cœur victime,
Sur la terrasse de ce café, en te voyant elle espère,
Mais la vérité est ailleurs et l'on ne peut rien y faire,
Sous les traits de ce regard, il existe un crime.

Une histoire d'amour pour un cœur solitaire,
C'est une effervescence, une croyance, une attente.
Une tendre pâmoison, une angoisse incessante,
On refoule le non ; C'est un oui qu'on espère.

Cœur solitaire, pas un cœur, une abîme !
Chargé d'émotions entre peur et passion,
Toutes les nuits, il attend un signe
Ou il s'accélère à l'annonce d'un non !

Une histoire d'amour c'est une histoire de vie,
Mais sans toi, à présent, c'est une petite mort aussi,
Quand je rentre le soir, la maison est trop vide,
Je ne l'ai pas vu venir cette femme splendide.

Un cœur sincère c'est un cœur qui saigne,
Il est là comme un con, le vague à l'âme,
Il ne l'avait pas vu venir cette tranchante lame,
Qui fait de sa tristesse son domaine, son règne !

Une histoire d'amour c'est l'histoire de ma vie,
Des parents qui s'aiment, qui vous mettent au monde.
Et cet amour, il devient infini,
Je suis le fruit d'un amour réussi

Un cœur c'est un point de repère
Un coin sur cette terre, où l'on se sent bien,
Le cœur d'une mère, le cœur d'un père,
C'est un amour sans limite sans contrainte ni dessein.

L'amour c'est finalement tout cela à la fois,
Une espérance, un déchirement ou un amour éternel,
Mais c'est surtout notre plus grande richesse :
Pouvoir donner de l'amour c'est ce qui nous définit finalement et même au commencement. »

Quelqu'un toque doucement à la porte de la chambre. La silhouette de Julie, la belle sœur de Rodolphe, apparaît. Sa voix atonique et posée se fait entendre :

— Je ne dérange pas ?

Marie et Rodolphe répliquent en cœur :

— Non ! Entre Julie.

Marie se lève et va ouvrir plus grand la porte afin de l'inviter à rentrer. Le rituel du bonjour commence. Une bise puis deux pour chacune des personnes dans la pièce. Tout en elle évoque la douceur : sa voix, son visage, ses gestes lents et attentionnés. Julie a toujours inspiré chez Marie une profonde tendresse. Sa sagesse et sa générosité se reflètent dans ses moindres comportements. Elle est infirmière et ce métier est une réelle vocation mieux il lui colle à la peau. Marie regarde son frère puis dit :

— Bien ! je vais profiter que tu sois en bonne compagnie pour aller flâner dans les rues de cette belle ville du Mans. J'ai deux, trois courses à faire. Veux-tu que je te ramène quelque chose demain ?

Rodolphe réfléchit à cette proposition puis lui dit :

— Non rien de particulier ! N'oublies pas ta guitare ! Juste ta guitare.

Marie se penche vers lui pour l'embrasser et lance un clin d'œil à Julie tout en disant :

— Ok ! Je te laisse en tête à tête avec ta belle-sœur préférée.

Julie rougit. Elle demande timidement à Marie :

— Combien de temps restes-tu au Mans ?

Tout en rassemblant ses affaires, Marie répond :

— Malheureusement, demain est mon dernier jour de visite. Je repars pour Paris dès le lendemain matin. J'ai un train à 9 heures. Il faut que je sois rentrée pour les répétitions du spectacle. L'équipe commence à s'impatienter… Seras-tu là demain ? Je fais un concert privé pour Rodolphe… Peux-tu t'échapper ?

Julie tourne la tête, tout en baissant les yeux :

— Non ! non, je suis désolée mais je suis en service demain. Et tu sais que dans le service des urgences, on ne chôme pas !

— Dans ce cas, j'attendrai la fin de ton service pour que tu en profites aussi, qu'en dis-tu ?

— Désolée mais je ne peux pas demain ! Je dois emmener mon fils chez le dentiste.

Marie s'approche de la porte et dit :

— Bon ! Ce sera pour une autre fois ! A moins que tu ne sois disponible pour les dates du concert ? Dans ce cas, vous pourriez venir ton mari, ton fils et toi, je vous invite !

Julie, le visage illuminé, est réjouit de cette proposition :

— Je n'osais pas te le demander ! Justement, Matisse en avait envie. Alors c'est vrai, nous pourrions venir te voir ?

Marie éclate de rire à cette réflexion, Rodolphe également. Le visage de Julie ressemble à celui d'une petite fille à qui l'on a proposé d'aller au zoo. Marie enchaîne :

— Bien sûr ! Quelle question ! Tu seras même dans la loge des invités qui est prévue pour la famille et les amis. Je te donne une invitation permanente à tous mes concerts. Que crois-tu ? Que j'allais te faire payer ? Je te signale que nous sommes par alliance, de la même famille ! Je suis toujours ravie d'avoir des proches à mes côtés lors de mes concerts. Alors profitez-en ! Je vous réserve trois places, ça ira ?

— Merci ! Oh ! Merci, Marie.

— Mais de rien ! Bon je vous laisse tous les deux ! Je file.

Marie rajoute avant de fermer la porte derrière elle, en lançant un regard complice vers Julie :

— Ne te laisse pas mener par le bout du nez par cet énergumène. Il a tendance à abuser de notre gentillesse.

Elle fait un clin d'œil et ne laisse pas à son frère le temps de répliquer quoique ce soit ! Elle referme la porte !

5

Marie se dirige vers le parking du centre ville. Juste en face du théâtre, ce parking est à la frontière du vieux Mans et de la nouvelle ville. Il a d'ailleurs une vue imprenable sur la Cathédrale qui n'a rien à envier à celle de Paris. Bâti sur les mêmes bases architecturales, ce splendide monument religieux est une réplique en plus petit de Notre Dame de Paris. Tout autour, des arbres viennent agrémenter sa dentelle, apportant une touche verdoyante à ce somptueux spectacle. Marie s'arrête toujours un moment devant cette beauté. Elle pense un instant en mettant ses lunettes de soleil :

« Il faudrait que j'organise dans ce théâtre un spectacle pour que mes fans puissent découvrir cette place magnifique. »

Marie ne s'attarde pas plus. Elle se dirige maintenant vers la ville nouvelle qui se trouve à l'opposé de la Cathédrale. Il est surprenant ce contraste entre l'antique et le moderne. A l'entrée des rues commerçantes et piétonnes, un immense bâtiment, tout en verre fumé, ressemblant étrangement à la Cathédrale moderne de Montréal, s'élève comme pour annoncer la nouveauté des lieux. Marie presse le pas. Où va-t-elle trouvé un magasin de musique ? Une banque, un libraire, des magasins de vêtements et quelques cafés, restaurants mais pas d'instruments, nulle part ! Marie stoppe la première personne qu'elle croise :

— Excusez-moi ! Où puis-je trouver un magasin d'instruments de musique, s'il vous plaît ?

Le jeune homme s'arrête et lui lance un large sourire. Marie est troublée par sa beauté. Son sourire semble être le doux pétale coloré de ce si beau visage. Chaque courbe s'aligne magnifiquement bien. Marie en a le souffle coupé et se surprend même à rougir devant telle perfection. Telle une jeune rose, à peine éclose, il offre une douceur infinie au regard. Marie le contemple timidement tout en écoutant les explications et sort de ses songes lorsque celle-ci s'entend dire :

— Puis-je vous offrir un café ?

Marie surprise, lance bêtement :

— Pardon ?

Le jeune homme, moins sûr de lui, relance l'invitation d'une manière plus hésitante :

— Puis-je ? Puis-je vous inviter à boire un café ?

Marie est soudainement très flattée de cette proposition. Elle fixe le jeune garçon dans les yeux et lui répond sans détour :

— J'en serai ravie mais… non ! Merci ! Je vous trouve physiquement très charmant voire même attirant… et excusez ma franchise mais cela ne serait pas raisonnable d'accepter votre invitation. De plus, mon cœur n'appartient qu'à un seul homme…

Marie s'arrête net face à cet aveu. Elle pense :

« Pourquoi se justifierait-elle ?Pourquoi avoir dit cela ? »

Elle se sent tout à coup grotesque devant le regard amusé de son interlocuteur. Il lui rétorque :

— Merci de cette franchise, belle damoiselle ! Laissez-moi, au moins, être votre guide ! Je vais dans la même direction que vous.

Marie ne sait plus ce qu'elle doit dire. Elle fait la moue, contrariée d'avoir en son sein cette attirance physique pour cet inconnu. Elle scrute de droite et de gauche, évitant pour un instant de fixer ses yeux. Il semble être de son côté assez ravi de cette confusion. Elle n'arrive pas à se décider. Elle reste simplement là à réfléchir. Elle n'est pas habituée à être draguée de la sorte ! Le jeu de séduction dans son couple n'est plus le même. Il a évolué en devenant plus intense et intime, plus sentimental. Marie regarde de nouveau son interlocuteur. Il est extrêmement beau, et use à présent de tous les artifices possibles pour obtenir un « oui ». Elle se surprend à être de plus en plus gênée mais très flattée. Elle n'avait pas ressentie son pouvoir de séduction depuis longtemps ! Elle n'en avait plus conscience en tous cas ! Depuis qu'elle est une vedette, elle se méfie toujours. Lorsqu'elle rencontre quelqu'un de nouveau, elle se pose toujours la même question : « *Est-ce la star ou la personne qui l'intéresse ?* »
En voyant son interlocuteur de plus en plus suppliant, elle éclate de rire nerveusement et dit finalement :

— Après tout ! Je ne sais pas du tout où me diriger et vous me proposez gentiment de m'y conduire. Alors allons-y !

Le jeune homme lui tend son bras, ravi qu'elle ait accepté d'être accompagnée. Ensemble, ils continuent leur conversation, parlant de la pluie et du beau temps :

— Mon prénom est Edouard ! Et le vôtre ?

Marie est étonnée de la question. Elle se dit en elle-même : *« Avec toutes les publicités, les interviews sur les chaînes de télé, il semble ne pas me reconnaître. Sur quelle planète vit-il celui-là ? »* Elle le regarde fixement en lui demandant :

— Êtes-vous sûr de ne pas me reconnaître ?

Si toutefois il ne la connaît pas, Marie est d'autant plus ravie qu'il ne la drague que pour elle-même et non pour sa notoriété. Edouard la scrute et répond :

— Je devrais ?

Marie lui sourit et lui dit :

— Non ! En effet ! Nous ne nous connaissons pas. Je m'appelle Marie.

— Je suis enchanté de faire votre connaissance, jolie Marie. Plus enchanté encore que vous ayez accepté mon invitation à vous conduire jusque là. Vous êtes arrivée. Le seul magasin de la ville est devant vous. Vous ne voulez toujours pas venir boire un café, un thé ou un soda ?

Marie tend la main à son charmant compagnon de route et lui dit :

— Non, merci Edouard ! En acceptant cette invitation, j'aurai l'impression de tromper mon mari car s'il était là, il ne verrait pas d'un bon œil votre proposition. Soyez assuré que je vous trouve très charmant mais j'irai contre mes principes qui sont : fidélité et respect de l'autre. Boire un verre avec vous serait accepter de rentrer dans ce jeu de séduction auquel vous vous livrez depuis le début. Je ne suis pas libre. Je vous ferais espérer pour rien. Arrêtons-là ! Je vous remercie de m'avoir menée jusqu'ici. Au revoir !

Edouard prend la main de Marie pour lui faire un baise-main. Il lui rétorque en prenant un air navré :

— Puisqu'il en est ainsi ! Sachez que j'ai le cœur brisé de vous avoir rencontré bien trop tard ! Votre mari a de la chance ! Dîtes-le lui de ma part ! Au revoir chère Marie.

Marie rentre dans le magasin et cherche du regard un vendeur. Il y a peu de choix. Quelques guitares sèches destinées aux débutants. Seule une guitare électro-acoustique retient son attention. Elle attend que quelqu'un vienne. Dehors Edouard semble fixer une affiche, les yeux éberlués, il lit :

« *A l'Olympia le 4, 5, 6, 7 et le 13, 14, 15 mai 2004, Marie Espérance et ses musiciens en concert !* »

En transparence, Marie reconnaît également cette affiche. C'est l'annonce de son concert… Elle se dit en elle-même : *« Et merde ! Il ne manquait plus que ça ! »* Elle virevolte sur elle-même pour éviter d'affronter le regard d'Edouard et est heureuse de voir un vendeur apparaître :

— Bonjour, Madame. Que puis-je pour Vous ?

Lorsque Marie enlève ses lunettes pour répondre, le vendeur change de tête… Elle n'a d'ailleurs pas le temps de parler qu'il s'écrie :

— Oh mon Dieu ! Marie Espérance dans mon magasin !

Cette simple phrase suffit à la mettre mal à l'aise. Elle n'a pas envie d'attirer l'attention et se dépêche de dire :

— Euh ! Oui ! C'est bien moi ! Mais si vous pouviez être un peu plus discret ! S'il vous plaît !

Elle se tourne vers la rue pour voir où en est Edouard, mais celui-ci semble avoir disparu. Elle demande à essayer une guitare. Le vendeur lui fait signe de venir dans l'arrière boutique. Marie le suit. Là, une arrière salle dispose de plusieurs instruments de prestige : Fender, Gibson… Une belle collection y est installée. Puis plus loin, elle aperçoit une salle insonorisée pour les essais acoustiques. Elle est impressionnée de voir tout cela :

— Et bien ! Je ne pensais pas trouver telles installations dans une petite boutique du Mans.

Le vendeur ravi de cet effet coup de poing rétorque du tac o tac :

— Je ne pensais pas voir apparaître un jour, Espérance en personne dans mon petit magasin !

Marie s'approche d'une guitare Folk Fender noire pour l'essayer. Elle entame quelques réglages afin de l'accorder puis se lance dans l'enchaînement de deux ou trois accords. Pendant ce temps-là, le vendeur disparaît puis revient avec une autre guitare. Elle semble être la réplique parfaite de celle de Marie sur scène :

— Tenez essayez plutôt celle-là !

Elle est très surprise. Elle attrape la guitare, l'accorde et commence à entamer l'une de ses chansons :

« L'histoire d'une rencontre utopique qui devient réelle.
Entre deux personnes qui découvrent leurs ressemblances.
Dont les souvenirs d'enfance sont nés d'un chemin de vie parallèle.
Dans une vie si rude mais tellement belle.

Cette magie d'une impression de déjà vu donne une effervescence.
Je n'ai pas besoin d'apprendre à t'apprécier ou te connaître.
Car c'est dans mes gènes que je ressens ce bien-être.
De nos entrevues, j'en apprécie l'essence.
D'un vide qui se remplit celui de ton absence.

Deux vies parallèles qui se rejoignent,
Quoi de plus naturel pour qui en témoigne !
Tu es de mon sang, de ma chair et de ma vie à présent.

L'histoire de deux gamines, les cheveux rougissants,
Que la vie a séparée tout bêtement.
Là, sur la terrasse de café, timidement,
Des liens se tissent entre elles tout doucement.

Deux vies parallèles qui se rejoignent,
Quoi de plus naturel pour qui en témoigne !
Tu es de mon sang, de ma chair et de ma vie à présent.

L'histoire de deux jeunes femmes maintenant,
Que la vie a rendue mature profondément,
Aux rythmes des pages tournées de leur passé,
Elles apprennent à se forger, ensemble, un présent.

Deux vies parallèles qui se rejoignent,
Quoi de plus naturel pour qui en témoigne !
Tu es de mon sang, de ma chair et de ma vie à présent. »

Le vendeur écoute religieusement. Marie s'arrête sur les dernières notes puis dit en souriant :

— C'est un très bel instrument ! Mais je n'ai besoin que d'une simple guitare sèche que je peux traîner partout. Je vais donc prendre celle-là.

Marie se lève et attrape de nouveau la guitare noire. Mais au moment de la tendre au vendeur, celui-ci est préoccupé par la caméra de surveillance. Quelqu'un semble fureter dans le magasin. Il lui demande de patienter un instant mais Marie le coupe dans son élan quand elle s'aperçoit que l'individu n'est autre qu'Edouard :

— S'il vous plaît !

Le vendeur se retourne surprit. Marie, les sourcils froncés lui demande :

— Pouvez-vous lui dire que je suis repartie ? Sinon je ne vais pas m'en dépêtrer !

Le vendeur est heureux de pouvoir rendre ce service à sa cliente. Marie suit la scène de l'arrière boutique dans le petit écran noir et blanc de surveillance. Le dialogue a l'air de ne pas trop durer. Le mensonge a fait son effet. Edouard s'en est allé. Le vendeur revient le visage réjouit et tout en frottant ses mains lui dit :

— A nous ! Puis-je vous demander une faveur à mon tour ?

Marie acquiesce d'un signe de tête.

— Vous seriez très aimable de me signer un autographe sur la réplique de votre guitare. Je pourrai ainsi avoir un souvenir impérissable de votre venue.

Il tend la guitare électro-acoustique dégradée rouge et or, un stylo indélébile noir et dit :

— Pour Yvon, s'il vous plait !

Elle attrape la guitare puis écrit au dos de celle-ci :

« Il ne faut pas se fier aux apparences ! Cette boutique est le joyau musical de cette belle ville du Mans »

Puis elle retourne la guitare et écrit au-dessus de la rosace :

« Pour Yvon, Amicalement Espérance. »

Il a les larmes aux yeux. Il reprend délicatement l'instrument comme si, tout à coup, il était devenu plus fragile, plus précieux. Il s'adresse à Marie :

— Merci pour votre dédicace.

Marie regarde sa montre. Elle devait rejoindre ses parents et Patricia pour le repas du soir. Pour ne pas paraître impolie et gâcher cet instant qui semble magique aux yeux d'Yvon, elle lui demande doucement :

— Et si nous allions chercher une housse et que je vous règle ce que je vous dois !

Yvon redescend sur terre.

— Euh ! Oui ! Allons-y ! Je vous ai assez retardée !

Tout en préparant la guitare, la note, il demande :

— Puis-je vous poser une dernière question ?

— Oui ! Si elle n'est pas trop indiscrète !

— La chanson que vous avez fredonnée... Tout à l'heure ! Elle ne fait pas partie de votre répertoire. Est-ce votre prochain tube ?

Marie sort son porte-monnaie pour payer en liquide. Depuis qu'elle est célèbre, elle ne peut plus payer par chèque... Son adresse y est inscrite. Elle écoute la question et tout en récupérant toutes ses affaires répond :

— Cette chanson, je l'ai composée pour un proche. La vie n'est faite que de revirements de situation. Hier, éducatrice inconnue, je chantais pour les enfants. Aujourd'hui, je suis une chanteuse à succès. Qui peut dire ce qui arrivera demain ? Un jour, j'ai fait la rencontre d'une personne sur la terrasse d'un café à Paris. Son visage m'était familier. Elle s'était présentée à moi au téléphone en me disant : « Bonjour, je suis ta cousine Estelle ! Je sais, nous ne nous sommes pas revues depuis 23 ans... » J'ai été bouleversée de cette rencontre... Vous savez lorsque vous redécouvrez une vie parallèle à la vôtre, une âme sœur en quelques sortes ! Vous ne connaissez pas plus que cela, vous l'aviez même oublié et lorsque vous déjeuner avec elle, tous vos souvenirs d'enfance relatent les mêmes lieux de vie, les mêmes émotions. Sur vos visages, vous redécouvrez vos ressemblances et dissemblances... C'est quelque chose que j'ai vécu et qui m'a marqué au fer rouge, du pur bonheur ! Cette chanson, je l'ai écrite rien que pour elle. Maintenant, je ne pourrais plus l'oublier, je l'aime trop ! Je la considère comme une demi-sœur. C'est ce que devrait être les cousins et cousines. Après tout, nous avons les mêmes grands-parents !

Yvon l'accompagne à la porte de la boutique et murmure :

— C'est une très belle histoire que vous me racontez là. Vous devriez l'inclure dans vos prochaines sorties. Beaucoup de personnes s'y retrouveraient dans votre récit. Des cousines mais aussi des frères et sœurs que la vie a séparés… Qui d'entre nous ne souffre pas de l'absence de quelqu'un ? Chantez-là ! Chantez-là ! Elle est magnifique cette histoire.

Marie sort du magasin, sert la main à son confident d'un jour puis s'éloigne. Elle reprend le chemin inverse pour retrouver sa voiture. Elle est légère, heureuse comme chaque fois qu'elle partage un instant avec l'un ou l'une de ses fans. Elle sait pourquoi elle a tant voulu faire ce métier. Allez à la rencontre de l'autre, partager un peu de bonheur… un simple bonheur… c'est la clef de la vie ! Elle sort rapidement de ses songes lorsqu'elle aperçoit…

— Edouard ? Mais que faites-vous encore là ?

Il est assis à la terrasse d'un café. Il l'attendait. Deux verres sont disposés sur la table. Il l'attendait et Marie ressent un réel malaise à présent.

— Je vous ai commandé un soda. Acceptez-le ! C'est pour me faire pardonner !

Marie pose la guitare au sol et lui demande, agacée :

— Pardonnez de quoi ?

Edouard se lève et lui faisant signe de s'asseoir puis chuchote tout bas, pour ne pas attirer l'attention sur eux :

— Bien ! Vous savez ! De ne pas vous avoir reconnu ! Allez, asseyez-vous juste un instant. Promis, je vous laisserai tranquille, juste un soda à partager avec votre guide du jour !

Elle hésite, regarde sa montre puis finit par s'asseoir en disant :

— Promettez-moi de me laisser tranquille après !

— Promis ! Croix de bois, croix de fer…

Il se signe et Marie l'arrête net :

— Allez ! ça va ! Arrêtez votre cinéma ! Voulez-vous ?

Elle sourit à présent. Ils passent ensemble dix bonnes minutes à boire et plaisanter de cette situation cocasse. Cet homme est réellement charmant mais Marie n'est pas si tranquille. Va-t-il réellement la laisser en paix ? Elle pense à Jamel maintenant et est réellement malheureuse qu'il ne soit pas avec elle. Elle ne montre aucun signe de doute, jouant pour la première fois de sa vie, l'hypocrisie parfaite avec cet individu un peu trop collant à son goût. Marie se lève rapidement une fois le verre fini et dit enfin :

— Je dois vraiment y aller ! Merci pour le soda ! Je vous souhaite une bonne continuation dans la vie.

Edouard se lève et s'approche d'elle. Il lui frôle l'épaule. Marie frémit :

— Puis-je vous faire la bise pour nos adieux ? Je pense que nous ne nous reverrons plus !

Marie cède, pensant en elle-même :

« Une bise, ça ne me tuera pas ! »

Ils se quittent sur cette place. Puis Marie presse le pas pour reprendre sa voiture et rejoindre ses parents. Elle veille à ce que personne ne la suive mais il a tenu sa promesse, personne n'est derrière elle. Elle est soulagée et à la fois furieuse d'avoir développé autant de paranoïa envers ce jeune homme si charmant. Peut-être fait-il ça à toutes les filles qu'il rencontre ? Après tout, il ne l'avait pas reconnue de prime abord.

« Allez Marie ! Ce n'était qu'une banale partie de drague, rien de plus rien de moins ! Après tout, tu es jolie voilà tout ! » Elle se met à pouffer de rire à cette dernière pensée.

6

En arrivant dans sa chambre d'hôtel, après un repas très copieux en compagnie de sa belle-sœur et de ses parents, Marie s'apprête à préparer son sac. Lorsqu'elle découvre sur son lit un petit colis postal. Elle le déballe et y découvre un petit chausson bleu et un autre rose ainsi qu'un petit mot :

« Nous avons un premier rendez-vous le 5 juin avec une assistante sociale afin d'entamer l'enquête d'agrément pour l'adoption de notre futur enfant. Je t'aime. Tu me manques. Jamel »

Marie sourit en découvrant la petitesse des chaussons. Elle en effleure la laine tricotée avec minutie mais elle n'est pas tranquille... Le mot enquête raisonne dans sa tête. Elle ne s'attendait pas à être : « enquêtée ». Elle s'assied sur la terrasse de sa chambre et réfléchit. Un tourbillon de questions vient percuter ses pensées comme des millions de tambours :

« En quoi consiste cette enquête ? Quels critères retiennent-ils pour être apte à être parents ? Allons-nous rentrer dans ces critères ? Et si ma vie d'artiste ne plaisait pas ? Cette vie si remplie pourra-t-elle accorder une place privilégiée à cet enfant ? Saurons-nous être persuasifs sur cet aspect de vie ? De l'amour, nous en aurons à revendre pour cet enfant ? Un désir d'être parents et de l'amour suffissent-ils à remplir les grilles de ces critères de sélection ? »

Elle tremble à présent, elle est angoissée. Elle sert fort les chaussons contre son cœur. Cette anxiété soudaine de ne pas être à la hauteur se resserre sur elle comme dans un étau. Sera-t-elle trop ou pas assez ceci ou cela ? Un haut le cœur monte. Elle se relève précipitamment :

« Oh Marie ! Arrête ! N'y pense plus ! »

Mais c'est plus fort qu'elle. Ce flot de questions l'assaille, la malmène. Ces pensées oppressantes dansent avec ses songes.

« *Que faire pour se détendre ?* »

Elle rentre de nouveau dans sa chambre pour faire ses valises.

« S'occuper, ranger mes affaires, ne plus y penser, après tout... tu verras bien ! »

Mais le mal est fait et est bien présent ! Le mot « enquête » raisonne encore et encore.

La nuit est agitée, elle rêve. Elle se voit toute petite devant un immense bureau en face d'une personne qui lui pose un million de questions. Elle appelle Jamel mais il ne l'entend pas. Il la regarde et hausse les épaules puis elle se voit sur scène en train de chanter. Elle chante une chanson qu'elle ne connaît pas, elle chante en pleurant, elle chante :

« Ma petite entreprise
était de venir te chercher,
Où que tu sois même prisonnier.
Mais on ne me l'a pas permise.

C'est ce stupide agrément,
Avec ces critères peu indulgents.
Alors que toi, t'es malheureux,
Pour te rendre heureux, il en faudrait peu.

J'voulais t'adopter,
Mais tous ces papiers,
On mit de la distance,
Quelle stupide instance... »

Le rêve continue ; Marie est sur la scène d'une grande salle, remplie d'assistantes sociales qui crient « hou ! hou ! » en la montrant du doigt mais elle continue de chanter :

«... J'peux pas avoir d'enfant,
Et toi ! T'as pas de parents !
De l'amour, t'en as à revendre,
Alors pourquoi pas te prendre.

Ben non ! Mon gamin !
Parfois la vie, c'est crétin !
Mais je ne rentre pas dans les normes,
De cette société d'hommes !

J'voulais t'adopter
Mais je sais pas pourquoi,
Ils ont décrété,
Que je pouvais pas t'aimer ! »

Elle est de plus en plus agitée, elle bouge de droite et de gauche dans son lit. Dans son rêve, elle chante toujours sur cette scène mais elle est de plus en plus petite. Elle continue le refrain mais les hurlements des spectatrices prennent le dessus, elle s'entend toujours chanter mais de plus en plus faiblement :

« ...Je suis une femme amère,
car il n'a rien à faire,
J'rentre pas dans ces critères,
De tous ces sociétaires !

Mais ils n'ont rien compris,
Car pour t'adopter,
Il faut juste t'aimer,
Et j't'aurais tout donné...

J'voulais t'adopter,
Et t'aurais été d'accord,
Nous aurions été les plus forts
Pour traverser l'adversité.

Mais non ! Mon gamin,
J'peux pas t'emmener,
C'est la loi, ils ont jugé,
T'as du chagrin, je le sais bien ! »

Marie se réveille en sueur lorsque, à la fin de la chanson, la foule hostile monte sur scène pour la lyncher. Il est quatre heures du matin. Elle se lève pour se mouiller le visage. Elle est furieuse. Sa respiration est profonde et rapide. Pourquoi autant de doutes soudainement ? Elle essaye de joindre Jamel sur son portable mais la messagerie se met en route sans aucune sonnerie. C'est normal, à cette heure-là, tout le monde dort. Elle enrage ! Elle se dirige vers la fenêtre et est surprise de constater que sa mère est installée sur la terrasse avec son tricot comme compagnon d'insomnie. Elle ouvre sa fenêtre pour aller la rejoindre. Sa mère sursaute :

— Tu m'as fait peur ma puce ! Tu ne dors pas ? !

Marie s'installe près d'elle et penche sa tête contre son épaule. Sa mère pose son tricot sur la table devant elle et lui lance :

— Toi ! Tu n'es pas dans ton assiette ! Qu'est-ce qui se passe ? Tu es trempée !

Elle ne répond rien. Parler de ce qui la tracasse serait révéler son intention d'adopter un enfant. Elle est déchirée entre l'envie de se confier et la nécessité de rester silencieuse pour ne pas apporter de faux espoirs à sa mère. Devenir grand-mère, pour elle, serait un rêve qui se réaliserait mais rien n'est encore fait. Il y a, certes, ce premier rendez-vous mais tellement de chemin à parcourir. Marie lève la tête et fixe sa mère :

— Tu es si perspicace. Je me demande si j'arriverais à être une mère aussi exemplaire et attentionnée que toi. Je t'admire. Tu es si courageuse, si présente ! Dans chacun de nos coups durs, tu as su nous guider, nous soutenir. Je me demandais si je pourrais être autant à la hauteur que toi ?

France hausse les épaules :

— Ne dis pas de bêtises ! Tu es bien plus forte que moi ! Tu as su te sortir de l'emprise de ta maladie tout en soutenant, toujours et encore, ton frère dans ses épreuves sans jamais te plaindre, sans jamais renoncer. Aujourd'hui, tu es « Espérance » pour tous ces gens. Tu le portes bien ce nom de scène. De l'espoir, tu en as toujours…

— Et des doutes aussi ; Réplique à la hâte Marie.

— Mais des doutes qui n'en a jamais eu ? Personne ! Ils sont nécessaires, ils évitent de nous encroûter. Tes doutes t'ont menée jusque là. Dans tous nos choix, nous avons plusieurs options… Sur le moment, on doute mais ensuite cela se révèle être grotesque car ce qui compte, c'est d'avoir franchi le pas. Ainsi il n'y a pas de regrets. Voilà tout ! Dans une pile électrique, il existe le plus et le moins. Dis-toi que les doutes sont les moins de toute cette énergie qui font de nous des êtres vivants… ils sont nécessaires et utiles… tout simplement utiles. Quelque soit ce doute qui t'empêche de dormir, accepte-le ! Mais ne renonce pas !

Marie réfléchit à ce que sa mère lui dit :

« *Le doute est à la vie, ce que le moins est à la pile. Il est nécessaire pour nous donner toute cette énergie.* »

Elle aime cette métaphore. Elles restent un long moment à contempler le lever du jour. Puis Marie décide d'aller se doucher malgré l'heure matinale. Elle ne veut pas replonger dans ses mauvais songes, alors elle ne se recouche pas. Elle ira ensuite commander le petit déjeuner pour le prendre sur la terrasse.

7

— Salut ! Je t'ai ramené un petit déjeuner amélioré ; Au menu : croissants, pains au chocolat. Qu'en dis-tu ?

Marie sourit à son frère, la guitare sur l'épaule et le petit sac en papier contenant les friandises du matin. Sa douche lui a donné un réel coup de fouet ! Dernier jour de visite, elle veut en profiter. Rodolphe lui n'a pas l'air bien. Il est très pâle. Elle s'assied à côté de lui et se penche pour l'embrasser :

— As-tu mal quelque part ?

Rodolphe soupire et regarde dans les yeux sa frangine, sa confidente de toujours :

— J'en ai marre Marie !

Ses larmes coulent doucement. Marie les retient à l'aide de son mouchoir. Elle sent monter en elle la tristesse mais lutte pour que rien ne transparaisse :

— Je le sais et tu as le droit de te laisser aller ! Ne te montre pas si dur envers toi même. Tu as tellement traversé d'épreuves si courageusement. Ce n'est pas une petite larme à l'œil qui changera notre opinion et notre si grand amour pour toi.

Rodolphe soupire de nouveau :

— J'en peux plus !

Marie le caresse doucement sur la poitrine comme pour expier cette angoisse soudaine qui fait faire des soubresauts au corps fébrile de son frère.

— Chut ! chut ! Allez laisse-toi un peu porter par cette tristesse. Elle est nécessaire pour faire évacuer le surplus de stress. Après, tout ira mieux ! Tu te rends compte que tu n'as jamais, jamais depuis 25 ans, fléchi ! Jamais tu n'as failli à ton courage et ta hargne de vivre ! Crois-tu que beaucoup de personnes pourraient lutter aussi bien à ta place ! Puis les larmes sont nos amies ! Lorsqu'elles coulent, elles viennent nous caresser la joue comme pour nous cajoler dans leur intime descente. Douces, salées, chaudes et encore lourdes de nos secrets les plus profonds, de nos douleurs et de nos peurs, elles se font discrètes, silencieuses, elles sont là pour apaiser notre cœur…

Marie pose sa tête doucement sur le cœur gros de son frère et lui avoue :

— …Elles brillent comme pour illuminer notre visage et le rendre moins gris de soucis. Je les admire ces larmes qui se déversent, qui nous permettent de nous sentir humains. Elles sont là en ultime recours et bravent cette colline de chair parfois pâle ou rosée parfois pigmentée de tâches de rousseurs. Elles viennent sculpter un sillon comme une petite mer qui creuse son chemin dans le sable pour revenir en son sein. Je les aime ses larmes timides ou plus vigoureuses voire tumultueuses. Elles font de nos yeux une petite mare si belle sous la clarté d'une lumière. Ils se transforment en étoiles pour quelques heures. Je les aime ces larmes car elles sont notre âme et notre vie, elles sont nos amies plus que nos ennemies. Elles sont ces infimes gouttelettes de pluie qui se déversent chaque fois que notre ciel est trop gris et laissent la place en toute humilité à notre arc-en-ciel de soulagement, de sérénité pour quelques minutes ou quelques heures. Elles nous apaisent le cœur et lorsque notre ciel redevient nuageux, on peut toujours compter sur elles pour assouplir nos sombres tourments. Elles sont nos amies aussi parce qu'elles se réjouissent avec nous dans des moments de bonheur intense. Elles entament une ronde, une danse chaleureuse voire une farandole quand notre cœur cabriole sous l'effet d'une bonne nouvelle, d'un moment de vie joyeux. Alors là, elles font la fête au rythme de la chamade des battements du cœur. Les larmes sont nos amies alors laisse les te cajoler pour reprendre goût à la vie.

Marie regarde son frère, en lui souriant :

— Si tu n'avais pas été là pour me montrer l'exemple, jamais je ne me serais relevée de cette endométriose qui continue de me ronger encore aujourd'hui ! Et pourtant, à côté de toi, mon mal est minime ! Rodolphe, tu n'as jamais su voir quel homme bon, courageux et généreux tu es ! Tu t'es toujours considéré comme le grand frère handicapé qui admire sa frangine mais tu te trompes ! Il ne faut pas que tu inverses les rôles ! C'est toi, en luttant si vaillamment qui a fait de moi une femme accomplie, qui a fait de moi une artiste du courage ! Mais saches que je ne suis seulement l'artiste qui a copié sur une pure réalité : la tienne ! Tu as le droit de pleurer, de te mettre en colère, de hurler à l'injustice, je le fais plus souvent que tu ne le crois ! Laisse-moi un peu te réconforter à mon tour comme tu as si bien su le faire pour moi ! Laisse-moi te dire combien je t'admire en silence, combien je t'aime…

Rodolphe s'apaise doucement et réplique :

— Pourtant, je ne me sens pas si courageux ! J'en peux plus de souffrir !

Marie le regarde et tout en prenant le sachet de croissants lui dit :

— Allez ! Tu vas reprendre un peu des forces avec ces délicieux croissants et petits pains que je t'ai apportés !

Rodolphe sourit et fais un signe de tête :

— Ok ! Donne-moi la becquée !

Marie fait mine de le taper et lance :

— Ne sois pas si cynique !

Après le petit déjeuner et une fois toutes ces larmes bien séchées, Rodolphe demande :

— Alors ! Tu vas la sortir cette guitare ou faut-il que je te supplie ?

Marie regarde vers l'étui et répond :

— Avant de te casser les oreilles, j'aimerai te lire quelques lignes de mon journal intime. Ecoute :

« *Je sais ce que l'on ressent parfois,*
Seul au fond de son lit,
Quand la lueur du jour s'enfuit déjà,
Et qu'il n'y a que le silence comme unique bruit !

Les milliers de pensées vagabondent,
Au rythme de notre cœur qui bat.
Affolé par l'angoisse qui gronde,

on ne se reconnaît pas.

Je sais ce que l'on ressent souvent,
Lorsque le corps tout tremblotant,
Lutte avec acharnement contre le mal,
En cet instant, tout nous est égal.

Les milliers de songes prolifèrent,
Entre l'ombre et la lumière,
Et notre regard soudain se noie,
A en perdre, dans ces larmes, notre foi.

Mais mon amie, mon âme sœur, dis-toi, que cette ombre et ce silence ne sont qu'une infime partie de ton existence et que derrière cette ombre, il y a un jardin, et que derrière ce silence, il y a un doux refrain.

Je sais ce que l'on ressent parfois,
Seule au fond de son lit,
Quand la lueur du jour s'enfuit déjà,
Et qu'il n'y a que le silence comme unique bruit.

Mais si les pensées qui vagabondent,
Sont bercées au rythme d'une mélodie,
Alors les songes qui nous inondent
Ne seront que douces insomnies.

Alors, je t'offre ces ritournelles,
Pour compagnon de tes blanches nuits,
Et que du fond de ton lit,
Brille à jamais une étincelle. »

A Joey, Octobre 2003. Mon âme sœur.

— J'avais écrit cette prose pour mon amie Joey qui a une vie si parallèle à la nôtre. Quand je lui ai écrit, j'ai pensé à elle mais aussi à toi ! Maintenant que tu l'as entendu, je n'ai plus qu'à te jouer mes ritournelles !

Rodolphe regarde sa sœur d'un doux regard rempli d'amour et lui dit :

— Merci ! Merci d'être la frangine que tu es ! Approche que je te fasse un bisou tendre.

Marie se penche et se laisse câliner par l'être qu'elle aime le plus au monde. Elle prend sa guitare et entame une chanson :

« *Se réveiller d'un long sommeil,*
Se relever dans un éveil,
Douloureux et fiévreux,
Mais ouvrir les yeux... ? ♪

Se relever de ces années,
Ré-apprendre à exister,
Ré-écrire notre histoire,
C'est déjà pouvoir y croire ! ...♫ ♪

Ouvre tes yeux sur le monde,
Regarde autour de toi,
Tu n'es pas seul dans la pénombre,
Nous sommes tous avec toi. ...♫ ♪

Donne ton cœur en offrande,
Ton âme est si belle, crois-moi !
De cette saveur gourmande,
Personne n'y résistera ! ...♫ ♪

Ecrire l'histoire de nos souffrances,
C'est refuser l'allégeance,
D'une vie de mépris,

D'une vie de dépits.

Ouvrir nos cœurs aux autres,
Et devenir l'Apôtre,
D'une croyance,
D'une espérance ! ...♫ ♪

Ouvre tes yeux sur le monde
Regarde autour de toi,
Tu n'es pas seul dans la pénombre,
Nous sommes tous avec toi.

Donne ton cœur en offrande,
Ton âme est si belle, crois-moi !
De cette saveur gourmande,
Personne n'y résistera ! ...♫ ♪

Le miel de ton regard,
Nous donnera l'espoir,
Pouvoir y croire,
C'est déjà une victoire.

Le souffle de ta vie,
Je sais peu à peu s'amoindrit,
Et qui s'en soucie ?
Tu te dis : Qui ? ...♫ ♪

Ouvrir les yeux sur cette sphère,
Regarder autour de soi,
Toi, qui est dans la lumière,
Viens-nous tendre les bras !

Donne ton cœur en offrande,
Surtout n'hésites pas !
Je sais que tu appréhendes !
Mais l'amour, c'est le premier pas ! ...♫ ♪ »

Rodolphe a de nouveau les yeux pétillants mais ce coup-ci, son visage est moins lourd de tristesse. Il n'en revient pas de l'émotion qui émane de cette chanson. Il plisse les sourcils et demande soudain :

— Mais au fait ! Qui est cette Joey ?

Marie pose un instant sa guitare sur le côté. Elle part dans ses songes et pense à Joey. Elle sourit à son frère et lui dit :

— C'est une âme sœur ! N'as-tu jamais ressenti ça ? Une sorte de force invisible qui te pousse à rencontrer une personne, à la connaître, à l'apprécier… Tu te rends compte que cette personne vit les mêmes choses, à des milliers de kilomètres de là ! Qu'elle ressent les mêmes sentiments et évoque, de ce fait, la vie sous les mêmes auspices que toi ! Elle ne te ressemble pas physiquement mais son âme, elle, est identique à la tienne, exactement identique ! Lorsque tu découvres cette ressemblance, tu sais que tu ne pourras plus t'en passer ! Joey est le reflet de mon cœur, de mon âme ! Malgré nos différences, nous sommes jumelles ! Je ne saurai l'expliquer… c'est comme ça ! Tanguy, Estelle et Joey ne sont pas de simples amies ou cousines, c'est bien plus fort encore. Du coup, elles viennent au rang de sœurs de coeur. C'est tout simplement un ressenti surnaturel, qui vient peut-être d'un au-delà ? Tu sais j'y crois à l'au-delà ! Peut-être qu'il existe une vie sur une étoile ou dans un autre univers !

Rodolphe se moque de sa sœur qui s'envole avec ses mots :

— Je ne te savais pas si naïve !

Marie ne trouve pas ça drôle du tout :

— Je ne suis pas naïve. Je la ressens cette force qui me pousse parfois à aller vers les autres. Je me trompe rarement sur l'âme des gens. D'ailleurs si tu regardes bien, mes amis sont de longues dates. Ils ont toujours été là pour moi. Et moi pour eux ! Mais parfois dans le lot de mes connaissances, certaines personnes se démarquent par leurs ressemblances et leurs similitudes… je ne saurai expliquer pourquoi mais c'est comme ça ! C'est le cas de Tanguy, Estelle et maintenant Joey…

— Je ne l'ai jamais rencontrée. Elle vit au Canada et notre amitié est récente. Mais j'ai pourtant l'impression de la connaître depuis toujours ! Nous avons créé des liens forts en peu de temps parce que nos souffrances nous ont menées aux mêmes croisements de routes. Si bien que nos deux vies parallèles ont finies par ne former plus qu'une seule ligne droite, celle de l'amitié !

— Je me souviens de nos premières discussions par ordinateur. Nous parlions de nos souffrances respectives face à l'endométriose et nous nous sommes rendues compte que nous avions développé, au fur et à mesure des épreuves, la même philosophie de vie…

Rodolphe sourit à cet aveu et dit à sa sœur :

— En quelque sorte, il y a les coups de foudre en amour et les coups de cœur en amitié… Et Joey est un coup de cœur !

Marie acquiesce de la tête et s'exclame en se redressant :

— Oui ! C'est exactement ça !

Puis, elle hésite un moment et rajoute :

— Rodolphe, même si tu n'y crois pas, à l'au-delà, puis-je te demander une faveur ?

Rodolphe étonné lui dit :

— Mmh ! Mmh ! Dis toujours ?

Marie regarde fixement son frère, l'air sérieux :

— Pourras-tu veiller sur moi… de là-haut, je veux dire ?

— J'avais bien compris ! Marie, j'avais peur de la mort, et tu le sais. Parce que jamais personne n'était revenu nous dire ce qu'il y a après ! Mais depuis mon coma, je ne suis plus sûr que d'une chose : notre amour. Je te promets de veiller sur toi de toute mon âme si je peux le faire jusque dans l'au-delà !

Marie sourit à son frère, légère, heureuse d'entendre cette touchante réponse ! elle se penche pour l'embrasser et regrette que dans ces circonstances, elle ne puisse pas carrément l'enlacer pour le serrer fort contre son cœur.

— Tu me manqueras tant !

Rodolphe réplique pour taquiner sa sœur :

— Comme tu le vois ! ça ne sera pas pour cette fois !

Marie se met à pleurer à son tour, cédant à son cœur si lourd de ces épreuves.

Rodolphe la regarde et lui dit :

— Allez ! Allez ! Arrête de pleurer sinon je vais en faire autant ! Dis-toi que toi, tu vas me manquer dès demain, dès que tu auras repris le train. Allez sèches tes larmes de crocodile petite sœur. Je sais combien tu m'aimes et tu le sais : Je t'aime aussi !

Ils se reprennent l'un et l'autre en entendant toquer à la porte de la chambre. L'heure a tourné et les parents arrivent, tout joyeux et reposés par leur grasse matinée. France embrasse ses enfants chers et tendres en leur demandant :

— On ne vous dérange pas au moins ?

Rodolphe et Marie regardent leur mère et disent en pouffant :

— Si un peu ! et Rodolphe rajoute :

— Vous allez nous piquer tous nos croissants !

Marie s'efface pour laisser la place à ses parents. Elle a le cœur léger d'avoir pu être aussi proche de son frère ce matin. Elle est tellement ravie de sa compréhension et sa sensibilité. Elle sait qu'elle peut tout lui dire. Oui, elle l'aime et elle l'aimera éternellement !
Sur la route vers l'hôtel, elle repense à la phrase de son frère si belle :

« En amour, il y a le coup de foudre et en amitié, le coup de cœur ! »

Marie connaît son bonheur unique car elle est comblée en amour comme en amitié. Une petite larme coule et des visages défilent dans sa tête : En tête de liste Tanguy, son amie de toujours qui fait partie intégrante de la famille maintenant. Mais aussi, Diana et Noël, Fanou et Patalou, Joey et Lili… Ces coups de cœur qui sont devenus, au fil du temps, ses amis inséparables. Egalement, sa famille Rodolphe, ses parents, Estelle, son oncle et sa tante et enfin Jamel, son coup de foudre !

Retour à Paris

1

Marie est bercée par les trépidations du train. Il ne lui reste qu'une demi-heure de trajet. Elle le sait et le sent au plus profond de ses entrailles, ce qu'ils viennent de vivre, là, est un miracle et ils jouent les prolongations. Pourtant un jour viendra où il faudra bien se résoudre à rentrer au vestiaire, après un combat de tous les diables, mais sans lui ! Les larmes glissent et Marie ne les sèchent même pas ! Elle sait qu'il lui faudra du cran pour accepter cette vertigineuse descente aux enfers ! Mais avant cela, elle va en profiter ! elle songe :

« Je sais aujourd'hui ce qui métamorphose une vie. Je sais pour toujours ce qui chamboule un cœur. J'ai ouvert les yeux sur cette vérité universelle : On ne trouverait pas la vie si belle, si nous ne connaissions pas en contre-partie la laideur. Il n'y aurait pas de jours meilleurs, si nous ne connaissions pas le malheur.

Connaître en amour, un coup de foudre comme en amitié, un coup de cœur. Puis devoir se séparer, devoir s'y résoudre, quand l'amour a fané, que l'ami part ailleurs. C'est comme une première ride sur un visage, comme tourner une première page. Une première cicatrice au creux de nos entrailles, c'est notre confiance en l'autre qui défaille.

Mais connaître la peur de mourir et renaître une seconde fois, c'est oublier toutes ces plaies et découvrir un nouvel univers. Il nous est familier mais tout y diffère. Il est vierge de peur, vierge de colère. C'est l'accession au savoir suprême, à une alchimie où le bon, le bien n'a plus de barrières. En cet instant où la vie nous insuffle son se-

cond souffle, elle emplit nos poumons tout comme notre cœur. On réalise que l'amour est l'unique semence qu'il faut récolter quelques soient les peines, le mal que l'on se donne ! L'échine courbée, nous sommes prêts à y accéder car par delà la vie, par delà la mort, l'amour reste notre seul trésor. »

Marie sourit à son reflet dans la vitre. Elle regarde à travers la fenêtre, tout le paysage semble accélérer au rythme de son cœur et de ses pensées. Elle sait qu'une nouvelle page se tourne, vierge de récits où la plume brûle d'envie d'être employée dans de nouvelles proses. Le second souffle a-t-il dit ! Pour Marie, ce sera le titre de son nouvel album où elle va honorer de manière humble cette chance qu'elle a de connaître cette vérité :

« Par delà la vie, par delà la mort, l'amour reste notre seul trésor ! »

Elle sort son stylo, quelques feuilles et débute ainsi la narration des idées qui lui viennent à l'esprit, qui se bousculent les unes après les autres pour devenir ainsi de futures chansons. Elle hésite un instant puis entame non pas une chanson mais un aveu, une lettre adressée à son frère :

« Toute petite, je te cherchais, mon doudou à la main. Le pouce à la bouche, je te cherchais mais en vain. Mes bouclettes dorées et mon regard coquin étaient avides de toi, de ton contact mais tu n'étais pas là.

Toi ! Avec ton engin roulant, tu es parti il y a bien longtemps. Quittant le nid familial, tu m'as laissée la lourde tâche d'être l'unique enfant, dans une maison trop grande, dans un monde d'adultes meurtris qu'était celui de nos parents.

J'ai grandi et appris à t'aimer loin de moi, à te câliner virtuellement. Mon frère, tu es pour moi, mon âme, mon sang, mon ami tout comme mon confident. Tu es mon exemple, mon héros, l'amour de ma vie. Tu es la racine solide de ma vie.

Je suis une femme à présent et toi, tu es mourant. Tu m'as appris l'amour par delà les frontières de l'éloignement. Aujourd'hui, grâce à toi, j'ai deux amies que j'aime comme ça. Aussi solides que la roche, ces liens que j'ai tissé avec toi, je les tisse avec elles. Elles sont uniques pour moi. Tout comme tu l'es à mes yeux mon frangin.

Tanguy, tu l'as connais bien déjà, et je sais que tu l'aimes autant que moi. Il y a Joey, à présent ! Un jour, tu la rencontreras.

Enfin mon frère, je sais que rien ne nous séparera. L'amour est plus fort que tout ! Même l'éternité ne t'arrachera pas à moi. Je voulais te faire cette confidence avant qu'il ne soit trop tard. Je voulais que tu saches que je vous aime tous les trois aussi fort que ça. Aussi et pour finir cette confession, je te dirai que j'ai appris face à cette épreuve un adage qui ne me quittera plus :

Si le monde dans lequel je vis n'ouvre sur aucune fenêtre alors j'en dessinerai sur chacun de ces murs qui m'entourent. J'imaginerai les plus beaux paysages encore inexplorés dans ce monde. Si le monde dans lequel je vis ne me permet d'ouvrir aucune porte alors je passerai par un trou de souris pour communiquer avec autrui. Avec ma lumière intérieure, j'illuminerai cet extérieur pour le rendre éblouissant. J'y mettrai sur chaque mur, les photos de mes amours de vie. Si j'ai le souffle court de la petitesse de l'endroit qui me maintient enfermée, je m'imaginerai en train de respirer l'air iodé de la mer et de tous les océans réunis. Rien ne me fera abandonner. Alors je vous le dis, à vous les gardiens de ma prison, ces douleurs et cette maladie, vous pouvez me prendre ma liberté de corps mais à l'image de mon frère, vous n'aurez pas ma liberté de penser, de rêver et surtout d'aimer. »

2

Marie arrive sur le quai de gare parisienne et s'étonne de ne pas retrouver un visage qui lui serait familier. Elle tourne et vire à l'affût d'un regard mais non ! Jamel n'est pas venu la chercher comme prévu. Au lieu de ça, elle voit se rapprocher d'elle Stéphane, un membre de l'équipe qui lui attrape au vol son sac et sa guitare tout en la saluant.

— Nouvelle guitare ? Lui lance-t-il

— Oui ! Rétorque Marie en fronçant les sourcils. Elle rajoute :

— Jam n'a pas pu venir me chercher, Pourquoi ? Un problème ?

Stéphane est gêné. Il accélère le pas et ne répond rien. Arrivés à la voiture, il lui donne un journal et lui dit :

— Il semblerait que ce soit ça le problème.

Marie lit les gros titres et explose de colère devant les photos. Elle le reconnaît ce jeune homme sur la photo d'où vient le ragot monstrueux qui semble alimenter toute une page d'inepties à son sujet. Marie est de plus en plus écoeurée à la lecture des premières lignes :
« *Alors que l'on croyait la chanteuse Espérance occupée à répéter et préparer son prochain concert, on la retrouve, dans les rues piétonnes du Mans, en train de roucouler dans les bras d'un jeune homme qui ne semble*

pas être son mari. Il semblerait que cette jeune femme a trouvé le thème d'un éventuel prochain album, elle qui aime à chanter l'injustice de la vie, elle pourra intituler son prochain single : Double vie ou Adultère... »

Marie referme avec impétuosité le journal et libère des injures les unes derrière les autres sans se contrôler :

— Espèce de vaurien, vermine. Il a dû toucher un sacré pactole à faire ce guet-apens mais il ne l'emportera pas au paradis ! Il a intérêt à garder sa tune pour le procès que je vais lui faire, ce petit loser !

Elle se tourne vers Stéphane et lui dit :

— Stéphane, emmène-moi à l'hôtel et téléphone à toutes les chaînes de télévision. Je veux faire une conférence de presse et mettre de la lumière sur cet étalage de mensonges. Ils ne se rendent pas compte ces enfoirés de paparazzis de l'impact dramatique que peut avoir cet article sur ma vie privée. Je veux aussi que tu appelles Jamel. Dis-lui que je suis partie rétablir notre vérité.

Marie a les larmes aux yeux. Elle pense à Jamel, l'amour de sa vie qu'elle a peur de perdre mais aussi aux procédures d'adoption qu'ils voulaient, ensemble, entamer. Ils étaient enfin prêts. Leur amour avait triomphé sur la maladie, la souffrance et les obstacles, ils étaient enfin prêts à franchir le pas. Que savent ces journalistes de l'ampleur d'une telle décision ? Que savent-ils du chemin psychologique, des deuils et du désert affectif qu'il faut avoir traversés avant de tomber sur une personne compréhensive et aimante ? Pour finalement, se voir entamer une telle procédure, bien des années plus tard, y arriver malgré toutes les souffrances et les doutes ! Parce qu'elle a voulu protéger sa vie privée de tout cela, les journalistes ont inventé leur propre film. Mais ni les journalistes, ni les fans, ni même sa propre famille ne savent ce qu'elle a au fond de son cœur et de ses entrailles depuis toutes ces années. Ils ne savent pas le travail de l'estime de soi qu'elle a dû entamer pour rester une femme aux yeux du seul homme qui lui a accordé sa confiance, son amour et sa patience face à ses doutes. Pour eux, ce n'est qu'une histoire de gros sous, vendre du papier à tout prix même si tout est dénué de sens, de vérité. Après l'endométriose, un autre coup de poignard vient la terrasser mais cette fois, elle se retrouve seule face à tous... même face à Jamel. Elle ne veut pas aller affronter son regard. Elle ne sait pas ce qu'il aura pu croire de tout cela mais ce combat est bien au-delà de son amour pour lui. Ce qu'elle s'apprête à révéler à la presse va marquer un tournant à l'encre rouge dans l'histoire de la presse paparazzi. Un procès qui fera jurisprudence, elle se le jure ! Tous ces journalistes de pacotille qui croyaient monter de toutes pièces un méga scoop vont se retrouver au cœur de l'unique évènement qui mérite que l'on déchaîne toutes les rotatives des journaux du monde entier. Il voulait connaître Marie Espérance mais ils se sont attaqués à la mauvaise personne. Ils ont blessé dans son âme Marie Liberté et celle-ci compte bien rester égale à elle-même ! Oui, je vais dénoncer l'injustice une nouvelle fois mais ce ne sera pas dans une chanson et ce ne sera pas l'adultère comme ils disent ! Leurs méthodes frauduleuses seront à la une demain de toutes les presses à scandale ! Ils seront obligés de faire leur mea culpa.

Marie arrive à son hôtel. Elle est pour une fois très contente de voir les journalistes attendre devant la porte, comme de vulgaires pieds de grues. Elle veut sortir de la voiture mais une ruée de journalistes l'empêche d'ouvrir la portière. Elle y arrive enfin et est bousculée de droite et de gauche. Très vite, les employés de l'hôtel ainsi que Stéphane, font une haie de protection pour que Marie puisse rentrer dans l'hôtel. Une fois sur la dernière marche de l'escalier, elle se retourne et fait front à tous. En montrant le journal, elle leur lance :

— Je sais pourquoi vous êtes tous là, agglutinés comme des mouches faisant bombance. Sachez que j'organise d'ici une heure une conférence de presse. Alors mesdames, messieurs ! Prenez un ticket et faites la queue ! Il y en aura pour tout le monde, croyez-moi !

Elle rentre dans l'hôtel et disparaît dans l'ascenseur. Elle est haletante. Ses jambes et ses mains tremblent. Elle aurait voulu tous les gifler. Elle pense à Jamel, aux assauts de la presse qu'il a dû repousser. Elle doit l'appeler, savoir ce qu'il en est, être rassurée.

Le téléphone sonne plusieurs fois avant qu'elle n'entende la voix de son mari :

— Pas la peine de m'appeler, je suis là.

Jamel se tient derrière elle, le visage désolé. Il la prend dans ses bras avec une envie de pleurer. Et oui, les hommes aussi peuvent avoir envie de pleurer lorsqu'ils se sentent amers voire menacés. Il regarde fixement sa femme comme pour déceler une réponse qu'il attendait depuis cet article. Il la fixe droit dans les yeux et sent monter en lui tout cet amour qu'il avait ressenti dès le premier jour lorsqu'il l'avait revu à Boston. Cette femme si exemplaire, si courageuse, si tenace face à l'adversité n'avait pas pu le tromper. Il n'en doutait pas un instant. Il reste silencieux et retrouve dans le comportement de son épouse toute cette volonté de vaincre, telle une guerrière grecque à la bataille de Troie. Ces derniers mois, elle l'avait laissée, peu à peu, disparaître cette rudesse pour laisser enfin la place à la confiance, à la sérénité. Il se faisait fort de croire que c'était un peu grâce à lui qu'elle avait pu déposer ses armures aux portes de leur amour.

Mais même lui est aux antipodes de ce que va révéler Marie. Ce qu'il allait entendre, dans les heures qui suivent, allait le désarçonner de cette infime fierté. Marie lui demande :

— As-tu douté de moi un instant en voyant cet article ?

Jamel rougit de sa réponse car il sait au fond de lui qu'il l'a eu ce moment de doute mais il lui dit :

— Non !

Marie le prend dans ses bras et lui dit la rage au ventre :

— S'ils savaient, ne serait-ce qu'un dixième ce que tu représentes pour moi, ils n'auraient jamais pu remplir leurs journaux de telles aberrations. Pardonne-moi, mon amour de ne pas avoir été si prévoyante en laissant ce jeune homme m'offrir ce verre.

Jamel lui sourit et répond en haussant les épaules :

— C'est la rançon de la gloire, tout cet engouement autour de nous. Ils veulent tout savoir de toi. C'est ça être une star.

Marie est à demi déçue de ces paroles :

— Même toi, tu es loin du compte. Il n'y a ni gloire, ni engouement à tirer de ma notoriété. Ma seule et unique raison de vivre pour aller jusqu'au bout de mes rêves avant de mourir, c'est toi ! Car si tu n'avais pas été là, je serai à ce jour qu'une simple marionnette à qui l'on demande de chanter. Aujourd'hui, je suis Espérance aux yeux de tous. Demain ma vraie notoriété, mon seul mérite sera d'avoir réussi à dépasser mes peurs pour être une mère. Être une femme, hier encore, je ne m'en sentais pas capable. Comment aurai-je pu bafouer ce que tu as su déceler en moi ? Le meilleur qu'une femme puisse donner. Bien plus que de la notoriété, tu as su réveiller ma féminité, ma maturité de femme dans toute son intimité. Je ne veux pas que ces paparazzis nous enlèvent cette victoire d'avoir su construire un désir de famille alors que la maladie nous en interdisait l'accès. Dans ce cas, pourquoi aurais-je franchie toutes ces barrières, tous ces obstacles ? Pourquoi aurais-je accepter de pratiquer toutes ces chirurgies pour garder mon intimité valide ? Si c'est pour les laisser me salir ! Plutôt mourir debout que de me laisser soumettre à genoux face à ce tissu de mensonges !

Jamel reste silencieux quelques instants, les larmes aux yeux, il répond enfin :

— Pourquoi devons-nous justifier notre amour aux autres ? Il n'appartient qu'à nous !

Marie enrage de cette innocence et naïveté dont fait preuve en cet instant son mari :

— Va dire ça à l'assistante sociale qui doit nous octroyer le droit d'adoption ! Va lui dire que ça n'appartient qu'à nous alors qu'elle aura, glissé dans l'un de ses tiroirs, le journal qui parle d'adultère. Est-ce que ça n'appartient qu'à nous de se voir salis, montrés du doigt, sans bouger le moindre sourcil ? Non ! Je refuse qu'elle puisse nous écouter sans nous comprendre parce qu'elle aura trop lu la presse à scandale. Non ! Malheureusement, mon amour, cela ne nous appartient plus à présent. Puisque nous ne nous appartenons plus, alors au moins, accepte que je rétablisse notre vérité !

Jamel souffle, en même temps qu'il souffre mais ne trouve rien à redire. Il est juste trop malheureux de n'avoir pas su préserver sa femme de tout cela. Il la regarde s'éloigner dans le couloir et disparaître derrière les portes de l'ascenseur qui semblent se refermer, comme celles d'une prison dorée. Alors qu'ils avaient tout fait pour avancer sans se retourner, ils sont face au mur qui leur renvoie sur grand écran à la fois leur passé, leur présent mais aussi leur devenir.

3

Lorsque Jamel rentre dans la salle de la conférence de presse, Marie a déjà répondu à une vingtaine de questions : « Que faisait-elle au Mans ? Qui était ce jeune garçon ? Pourquoi avoir caché la vérité sur son frère ? »

Tandis qu'il prend place aux côtés de sa femme silencieusement, les photographes s'en donnent à cœur joie pour les mitrailler ainsi réunis. Mais un blanc se fait ressentir dans l'assistance et Jamel en profite pour entrer en scène :

— Et bien ! Lorsqu'il s'agit de faire des articles juteux mais complètement dénués de vérité, vous êtes beaucoup plus éloquents et bavards. Semblerait-il que dans la presse actuellement, nous manquerions de courageux pour exposer au grand jour la vérité plutôt que des mensonges ? Je me demande, à vous voir marquer ainsi un blanc, si finalement, nous ne perdons pas notre temps mon épouse et moi-même, à répondre à une assemblée de poules mouillées qui préfèrent mille fois acheter des photos truquées et des ragots de voisinage plutôt que de rechercher la vérité ! A mon tour de poser une question : Qu'est-ce qui vous dérange dans mon arrivée ? Le fait que je sois aux côtés de ma femme pour vous affronter ? Ou le fait que vous n'ayez pas réussi à faire de ce tissu de mensonges, une vérité qui soit assez valable pour que je sois loin d'elle ? Allez-y, continuez, je suis curieux de savoir ce que vous ferez demain de notre vie privée ?

Jamel prend la main de Marie, lui sourit et rajoute :

— Marie me disait tout à l'heure que nous ne nous appartenons plus mais elle se trompe. Bien au contraire, personne dans cette assemblée ne peut réellement nous démunir de ce que nous avons construit ! Personne ! Parce que personne ne sait ce qui nous a un jour rapprochés ! Même si nous vous le disions aujourd'hui, personne ne pourrait comprendre cette complicité qui nous unit, car elle est trop pure pour être mise à nue par vos articles salis par l'appât du gain…

Un journaliste plus culotté que les autres, coupe la parole pour lancer :

— Allez-y ! Dites toujours ! Je relève le défi de savoir ce qui vous rend si invulnérable dans votre couple ! Après tout, vous êtes comme tout le monde, vous avez vos faiblesses…

Le journaliste se met à rire, pour faire le malin et se faire remarquer des autres concurrents. Mais Marie reprend à son tour la parole. En quelques mots soudainement, le journaliste se sent bêta :

— C'est justement de nos faiblesses, comme vous dites, qu'est née la force de notre amour. Savez-vous ce que c'est que de se réveiller angoissée, au beau milieu de la nuit, après avoir subi quatorze interventions chirurgicales pour vous sauver, non pas la vie mais la capacité d'en procréer une. Alors que vous vous sentez perdue, prisonnière d'un corps que vous ne connaissez plus, vous avez deux bras aimants qui vous prennent et vous cajolent en silence. Sans dire un mot, cet homme, qui n'est pas encore votre mari et dont les bras vous entourent d'une chaleur paisible, semble tout comprendre de votre détresse. Vous n'avez pas d'explications à lui fournir, il est juste là, présent. Et vous pensez, j'ai de la chance ! Savez-vous pour une femme ce que représente le jour où elle s'endort par la force d'un anesthésiant très puissant alors qu'elle sait pertinemment qu'au réveil, elle n'aura plus ni d'utérus, ni de vagin, ni même de vessie, qu'elle aura perdu un rein et une partie de ses intestins ? Oh bien sûr, la maladie sera ralentie voire même vaincue pour les plus chanceuses. Que restera-t-il pourtant à cette femme au moment de son réveil alors qu'elle sera vidée justement de tout ce qui fait d'elle une femme ? Vous ne pouvez nullement l'imaginer. Et je ne vous blâme pas. Car pour le comprendre, il faudrait l'avoir vécu. Pour le comprendre, il aurait fallu être l'homme que vous voyez aujourd'hui à mes côtés et dont les bras ne m'ont jamais plus quittés. Il était encore là lorsque que je doutais de tout en cette vie nouvelle. Il était là pour m'aider à vivre avec mes cicatrices. Il a su combler une à une les brèches du vide qui s'était installé en moi. Alors que je ne me considérais plus comme une femme puisque je ne pouvais plus avoir ni de sexualité, ni d'enfant, il a su me faire l'amour différemment. Dans ses bras, j'ai donc pu me sentir à nouveau et réellement femme.

Marie s'arrête un instant. Jamel et elle semblent être seuls au monde. Elle reprend :

— Comment aurais-je pu avoir envie de m'éloigner de lui pour un simple flirt de passage lorsque l'on vit un tel amour ? D'ailleurs c'est improbable puisque comme vous le savez tous, je suis maintenant invalide sexuellement.

Marie fixe de nouveau son assemblée et termine son monologue :

— Non ! Je ne rougis pas de cette invalidité car dans mon combat contre l'endométriose, cette maladie qui m'a tout pris, je ne suis pas seulement à plaindre. Elle m'a aussi donné l'opportunité de vivre un amour unique, intense, plus sincère et complice que jamais. Il a franchi les limites du possible, il a été au-delà de toutes mes espérances. Si vous me demandez si je suis une femme à part entière, alors je vous répondrais : « je suis une femme, une amie, une épouse, une sœur et je l'espère un jour grâce à l'adoption, une mère ». J'ai la chance de vivre, tour à tour, une réussite personnelle et une réussite professionnelle, des moments merveilleux. Croyez-moi, beaucoup de femmes touchées par cette maladie sont bien souvent seules pour affronter leurs démons, leurs souffrances. Je dirai même que la plupart d'entre elles subissent trop souvent des divorces terribles. Une solitude pesante vient alors se rajouter à leur peine physique. Elles perdent donc leur compagnon qui ne les comprennent plus, ne les aiment plus sous leurs cicatrices voire même, sont effrayés à l'idée d'avoir une femme invalide. Avant de connaître Jamel, je les ai traversés ces moments de solitude où plus rien ne vous permet encore de croire à une rémission, où plus rien ne vous donne le droit de vous sentir sereine ! Combien de fois je me disais « A quoi bon, tout est fini ! » Aujourd'hui, je sais qu'à cette époque, je ne soupçonnais pas un instant le pouvoir de l'amour lorsqu'il est véritable. Pourquoi aurais-je voulu brader un tel amour pour un dandy de pacotille ? Alors Mesdames, Messieurs, les journalistes, si vous voulez remplir des lignes dans vos journaux plutôt que d'inventer des scandales à deux euros six cents, faites votre travail d'investigation correctement ! Allez sonner aux portes de l'endométriose et de toutes ses victimes. Demandez leur ce qui vaut vraiment la peine d'être narré dans ce combat de femmes. Je peux vous le certifier, lorsque vous aurez entendu ce qu'elles ont à vous dire, vous ne rirez plus devant une simple histoire de cul et si vous aviez, ne serait-ce qu'une simple conscience professionnelle, vous n'auriez pas eu besoin d'inventer cette pseudo histoire de cul me concernant.

Plus personne n'ose sourciller. Ils ne s'attendaient pas à cela. Ils ne cherchent même pas à retenir Marie et Jamel, lorsque ceux-ci leur faussent compagnie plus forts et unis que jamais. Mais avant de partir Marie rajoute, comme pour mieux enfoncer le clou :

— Je compte bien porter plainte pour diffamation contre le journal qui a osé se prendre au jeu du « Jacques a dit ». Je les obligerai à rendre public en premières pages de leur journal, tous les mois, une vérité sur l'endométriose afin que cette maladie ne reste pas dans l'ombre.

Marie sort de la salle laissant derrière elle tous ces regards dubitatifs. Elle est attristée de s'apercevoir que sa vérité ainsi que celles de milliers de femmes et d'époux ne déchaînent pas autant les passions et ne délient pas autant les langues qu'un simple ragot.

Alors que Jamel et elle s'apprêtaient à quitter l'hôtel en direction de la salle de concert, pour les derniers préparatifs, une journaliste présente à la conférence interpelle Marie en utilisant son nom matrimoniale plutôt que son nom d'artiste :

— Madame Saïm-Liberté ! S'il vous plaît ?

Marie étonnée se retourne. La femme s'approche d'un pas pressant et arrivée à leur hauteur dit :

— S'il vous plaît ? Accordez-moi deux minutes.

Marie fait mine de repartir en lui disant :

— Si vous aviez des questions, il fallait les poser avant lors de la conférence. Là, je n'ai plus rien à vous dire !

Mais la femme la rattrape par le bras et l'air désabusée lui rétorque :

— Je ne m'adresse pas à l'artiste mais à la femme. S'il vous plaît ! Aidez-moi ! Ma fille est atteinte d'endométriose. Nous ne sommes au courant que depuis quelques mois et les médecins ont l'air de dire que ce n'est qu'une maladie bénigne. Mais à vous entendre, vous avez subi quatorze interventions et je vous avoue que je suis toute retournée de cette déclaration.

Marie dégage son bras de l'emprise de la journaliste et avec un air écoeuré lui dit en la regardant fixement :

— C'est bien essayé le coup du « ça me touche ce que vous dites ! » Mais vous n'aurez rien de plus comme informations personnelles de ma part. Décidément vos méthodes de journaliste, je les supporte de moins en moins.

Mais la journaliste la rattrape de nouveau et lui dit :

— Je vous présenterai ma fille dès demain. Accordez-nous un peu de temps. Je vous en prie. Elle souffre tant de cette maladie après tout ces moments de non-dits, d'incompréhension. Elle est malade depuis qu'elle a été…

La journaliste s'arrête de parler net, les sanglots montent du plus profond de ses entrailles de mère. A cet instant, Marie sait qu'elle ne lui ment pas. Elle se rapproche doucement de cette femme et tente de finir sa phrase comme une invitation à se confier :

— … Réglée. Elle est malade depuis qu'elle est réglée.

Mais la femme s'écroule dans la bras de Marie et lui avoue :

— Non ! J'allais vous dire qu'elle est malade depuis qu'elle a été violée.

Marie demande à Jamel de l'aide pour soutenir cette femme désemparée. Marie se dit, en elle-même, que cette femme a dû retenir cette détresse depuis bien trop longtemps. Elle l'invite à les rejoindre dans leur voiture afin qu'ils puissent trouver ensemble un peu de répit et convenir pourquoi pas d'un rendez-vous pour discuter plus sereinement. La femme n'est désormais plus que l'ombre d'elle-même. Elle continue de parler sans réellement s'adresser à l'un ou l'autre de ses interlocuteurs mais comme une confession, comme pour soulager sa peine, elle débite les mots et les phrases de façon monotone, atonique…

C'est ainsi que Jamel et Marie découvrent l'horreur d'une situation si dramatique, si inhumaine. Ils n'en reviennent pas de ce que la femme relate, si seule face à cette cruauté et face aux traumatismes qu'elle induit. Sa fille a été violée, bafouée par trois hommes alors qu'elle n'avait que 7 ans et bien que cela soit déjà une histoire qui donne la nausée, le plus cruel reste encore à entendre :

— Ma fille a 16 ans aujourd'hui. Après avoir affronté, l'année dernière, le procès de ces trois hommes dont l'un d'entre eux était… (la femme redouble de sanglots) son propre père, alors qu'elle ne souffrait plus moralement, elle a contracté de fortes douleurs dans le bas ventre. Au début le psychologue a pensé à un choc traumatique mais après plusieurs examens, les médecins ont diagnostiqué une endométriose dites Adénomiose.

Tout en faisant ses révélations, la femme sort de son porte-feuille la photo de sa fille et la tend à Marie. Dès que celle-ci aperçoit le visage de cette adolescente, elle sort de la voiture précipitamment pour aller vomir sur le béton du parking. Jamel accourt auprès d'elle pour l'aider mais Marie encore nauséeuse et en larmes, lui dit en tendant la photo :

— Je la connais cette gamine ! Je la connais cette gamine ! C'est Sophie ! La Sophie du train !

Elle repart à vomir et n'a pas le temps de finir ce qu'elle voulait dire. Jamel a tout compris. Du coup, une autre vérité s'ouvre à lui. Il se retourne en disant à la mère :

— Mais alors, l'article d'adultère dans le journal, il vient de vous ? C'est vous qui aviez l'information par votre fille que Marie était bel et bien au Mans.

La femme sort de la voiture et leur dit sincèrement :

— Oui ! Tout est ma faute ! Pour ma fille ! Pour vous ! Tout ! Je n'ai pas su la protéger de son père. Je n'ai rien vu…

La femme tombe à genoux sur le sol et dit :

— Pardonnez-moi ! Pardonnez-moi et aidez-moi ! C'est moi qui ait vendu l'information contre une promotion. Je le voulais ce poste de journaliste à l'échelon national. Je n'ai fait jusqu'ici que des articles dans des journaux bidons. Je le voulais ce poste… J'étais seule pour affronter tout ça… Je me suis retrouvée seule face à ma fille mais aussi face aux factures qu'il faut payer et j'ai été aveuglée… Pardonnez-moi et Aidez-moi ! Je vous en prie !

Jamel relève doucement cette femme dont la vie a déjà été trop torturée. Il se dit à quoi bon ! La pauvre ! Il est furieux mais sa désolation pour elle et sa fille est plus grande que sa colère. Il la prend dans ses bras et lui dit doucement :

— Cessez de vous torturez ! Cessez de vous faire du mal ! Vous n'y êtes pour rien ! Qui pouvait prévoir telle déviance de la part d'un père ? Qui peut comprendre que l'on puisse être à l'origine de telles atrocités ? Calmez-vous ! Calmez-vous ! Je vous en prie. Nous allons vous aider du mieux que nous pourrons, votre fille et vous, mais calmez-vous !

Il l'assied à l'arrière de la voiture et retourne auprès de sa douce. Il la regarde et lui caresse l'épaule :

— Comment te sens-tu ? ça va aller ?

Marie essuie les commissures de ses lèvres et lui fait signe de la tête qu'elle se remet. Elle se dirige lentement vers la voiture et dit à la femme :

— Peu m'importe ce que vous avez ou non fait ! Ce qui compte aujourd'hui c'est d'aider Sophie. Nous n'aurons pas le temps de vous rencontrer avant le concert mais je vous ai invité avec toute ma sincérité alors j'espère vous y voir. Nous discuterons ensemble pourquoi pas après autour d'une table…

Elle tend sa main à cette femme dont le teint est livide. En signe de paix elle lui demande :

— Qu'en dites-vous ?

La femme se lève d'un bon pour enlacer Marie. Les larmes encore chaudes sur ses joues, elle lui souffle à l'oreille :

— Merci ! Merci !

4

Elle eut beau y mettre tout son talent et son cœur, elle n'y était pas du tout lors des répétitions dans la peau d'Espérance ! Elle pense :

« *Espérance ! Comment croire encore à l'espérance lorsque l'on touche du doigt une telle cruauté ?* »

Elle se dirige vers son sac de voyage qu'elle n'avait pas encore déballé, à la recherche de son jean dans lequel était resté ce petit bout de papier, glissé là depuis plusieurs jours, suite à la rencontre de Sophie. Elle le cherche, fouille une poche puis l'autre. Une fois dans la main, tout chiffonné, elle le déplie et s'assied sur son lit pour affronter ces quelques lignes, posées maladroitement par une enfant meurtrie dont elle ne connaissait pas son si terrifiant combat. Elle qui croyait pouvoir lui donner des leçons ce jour-là dans ce train, elle se sent, tout à coup, minable. Elle lit doucement comme pour mieux s'imprégner des mots les uns après les autres :

« *Des silences, des mots qui ne sortiront jamais de ta plume. Des silences, des maux qui resteront à jamais dans l'écume de l'amertume. Car je n'ose rompre mon silence et affronter d'éventuelles sentences. Je n'ose rompre les non-dits et faire front au mépris d'autrui.*

Des silences, des maux que je préfère taire. Des silences, des mots qui me rongent entière. Je me dis : « Qui pourrait me comprendre de toute façon ? A quoi bon, puisque moi-même, je refuse le pardon ! Des silences, des maux que je n'ai jamais dis qui resteront à jamais dans mon cœur et dans ma vie enfouis. Même dans mon si tendre regard, je n'ose même plus voir au-delà du miroir ! Des silences et des maux qui me font tant violence. Des silences et des maux que je revis la nuit dans mon inconscience, dans mes cauchemars. Comme un tribunal au temps de Salem, je lutte mais la foule me malmène. Des silences qu'il faudrait rompre pour enfin en guérir. Des silences dont il faut se sortir pour ne pas en mourir. Alors à vous « Espérance » je brise mon silence :

Il y a très longtemps j'ai été la victime de trois hommes qui ont commis un crime. Dans mon corps et dans mes hanches, je ressens encore la cadence et leur manque de respect et leur attribut épais. Pour moi qui n'était qu'une enfant innocente, je suis tombée, précipitée dans le plus terrible des cauchemars. Des silences et des maux que je vous confie au hasard de cette rencontre. Mes silences et mes maux qui vous feront comprendre mon si triste regard. »

Marie referme le feuillet. Les larmes coulent sur ses joues. Elle lance à la cantonade comme pour répondre, mais beaucoup trop tard, aux maux de cette adolescente :

— Tes silences et tes maux me font perdre espoir en la foi de l'humanité, en la foi d'une justice. Comment devant un tel crime, Dieu a-t-il pu en être le complice, en te laissant vivre une telle souffrance, en t'abandonnant aux bras d'une telle violence ?

Elle se souvient de la chanson qu'elle avait glissé dans la poche de cette jeune adolescente. Elle la chantera rien que pour elle demain. C'est ainsi que son concert va commencer. C'est ainsi qu'elle espère être pardonnée.

Le concert

1

Marie s'avance sur la scène sous des centaines d'applaudissements. Au milieu de son décor qui ressemble à un salon, elle salue son public parisien. Elle a le cœur qui bat. Elle a un nœud au ventre, toute émotive à l'idée de chanter pour la première fois devant ce tout Paris qui fût jadis le berceau de son enfance. Elle est seule, là, sans ses musiciens et s'installe confortablement sur un tabouret sa guitare à la main. Elle attend un instant que les applaudissements se dissipent. Silencieuse, elle regarde son public. Dans l'ombre des projecteurs, elle ne voit pas tous les visages, seulement ceux du premier rang. Elle sent que c'est le moment de parler car toutes les paires d'oreilles sont attentives :

— Bonsoir ! Paris ! Et bienvenue chez moi !

Elle crie ces quelques mots en accompagnant d'un geste de la main ces propos. La salle relance de plus bel ses applaudissements. Elle continue son discours bien qu'elle soit coupée, à chaque fin de phrase, par l'enthousiasme du public :

— Je suis très heureuse d'être ici ce soir, dans mon salon, à vos côtés ! Car j'ai quelques confessions à vous faire… Des confessions très intimes…

Marie s'arrête de parler et prend sa guitare bien en main, joue deux, trois accords et s'arrête. Les sifflements d'encouragement vont bon train dans la salle mais elle ne commence pas pour autant de chanter. Le silence de nouveau s'installe.

— J'ai besoin de vous exprimer quelques regrets. Ou plutôt, je vais me permettre de les exprimer, plus particulièrement, à une personne dans cette salle.

Les projecteurs et la poursuite éclairent les spectateurs de droite puis de gauche et attendent les premiers accords de la chanson pour s'arrêter sur une personne. Tous se demandent à quoi joue Espérance mais celle-ci continue de faire quelques notes à la guitare et surtout de parler :

— Je disais donc… Des confessions intimes… A tour de rôle, je vais vous en faire à chacun de vous. Vous me connaissez, je suis bavarde. Mais ce soir, avant de me lancer, j'aimerai dire ceci à la jeune Sophie.

Là, les projecteurs s'arrêtent net sur Sophie. La jeune demoiselle est aveuglée et surprise. Elle fait une grimace un peu gênée par la lumière, beaucoup par tous les regards qui se posent sur elle. Marie entonne sa chanson accompagnée de sa seule guitare :

« *Ce soir, mon cœur est lourd de regrets,*
Mais si tu voulais bien me pardonner.
J'arriverais à te le dévoiler,
A te dire, tous mes lourds secrets… ♪

Autant de souffrances
n'arriveront jamais à s'effacer… ♪
Je ne peux qu'espérer,
Que mon amour puisse te guider… ♪

Ce soir, j'aimerais bien te serrer,
Te prendre dans mes bras et pleurer…… ♪
J'arriverais peut-être à continuer
De croire que nos vies peuvent enfin changer…

Autant de souffrances
n'arriveront jamais à s'effacer… ♪
Je ne peux qu'espérer,
Que mon amour puisse te guider… ♪

Ce soir mon cœur est lourd de cet amour
Mais si tu voulais bien m'accorder
Un peu de temps pour avancer
Je te prouverais que je peux y arriver…… ♪

Ce soir mon cœur est lourd de regrets,
Mais si tu voulais bien me pardonner
J'arriverais à te le dévoiler
et peut-être même à t'aimer. … ♪ »

Marie a fait signe à Sophie de la rejoindre durant la chanson. Elle s'est exécutée mais se trouve toute intimidé d'être sur la scène et surtout elle a les larmes aux yeux. Marie l'enlace tendrement et lui dit :

— Tu es la bienvenue dans mon salon et dans ma vie.

Elle regarde à présent son public et lui dit :

— Savez-vous que cette jeune fille, ici présente, est une chanteuse bourrée de talent ?

Les musiciens rentrent en scène et un membre de l'équipe vient donner très furtivement un micro à Sophie qui ne réalise pas ce qui lui arrive. Marie continue de la présenter au public :

— Comme vous la voyez là, elle n'était pas du tout préparée à ça !

Marie donne sa guitare à quelqu'un et se dirige de nouveau vers Sophie pour la rassurer. Elle lui souffle le titre de la chanson qu'elles vont ensemble interpréter. Le batteur amorce le début en criant et 1… 2… 3… 4. Les spectateurs applaudissent, hurlent et sifflent en reconnaissant les premiers accords de la chanson. Marie et Sophie ensemble chantent main dans la main :

« *A vrai dire je ne crois pas qu'c'est en fermant les yeux*
que tout s'arrangera et que tu iras mieux…… ♪
Allez, respire et dis-moi c'que t'as au fond de toi,
C'qui te mine, te lamine et qui fait que tu n'vas pas… ♪

(Les violons débutent leur farandole folle donnant un rythme country à la chanson)

Oui t'as peur ! C'est correct ! As-tu fait le bon choix ?
Mais il faut que t'acceptes qu'c'est le temps qui l'dira… ♪
Allez viens, mon amie, tout au creux de mes bras,
Allez viens, tiens ma main et fais le premier pas… ♪

Oui je sais tu as peur du possible,
Tu te dis enfin qu'c'est accessible… ♪
Après tant d'années à lutter de toute ton âme.
Ce possible, il t'fait peur tout autant qu'il t'enflamme.

A vrai dire je crois bien qu'c'est toi qui a raison
D'affronter un par un tous ces nombreux démons. … ♪
Allez respire et dis-toi, que t'as fait tout le chemin,
Y'a pas de raison, qu'tu t'écroules juste à la fin

Oui t'as peur ! Mais la vie, c'est aussi cette saveur !
Entre joie et torpeur lorsque l'heure s'en vient.
Allez viens mon amie, je te tends la main,
Pour qu'on franchisse ensemble les frontières du possible.

Oui je sais tu as tant donné... ♪
Entre douleurs et larmes pour y arriver
Après tant d'années à lutter d'toute ton âme
Ce possible, il t'fait peur tout autant qu'il t'enflamme. ... ♪

A vrai dire je n'sais pas si cette fois c'est la bonne. ... ♪
J'peux pas donner d'réponses, j'en n'ai pas qui m'résonne.
Allez respire et dis-toi que l'avenir te le dira. ... ♪
Y'a pas d'raison, Mignonne, qu'tes efforts ne paient pas.

Oui t'as peur et j'te vois en même temps tu rayonnes.
Cette alchimie résonne dans toute ta personne,
Une lueur d'espoir qui ne t'as jamais quittée
Qui fait de ce possible ta seule vérité. ... ♪

Allez viens mon amie, il est l'heure d'se réjouir.
Cette force en toi va finir par aboutir,
Et en attendant d'voir qu'ce possible est certain.
Marchons, ensemble, main dans la main...... ♪

Et en attendant de voir que ce possible est certain !
Marchons, ensemble, jusqu'au bout du chemin ! ... ♪»

A la fin de la chanson et sous les feux de la rampe, Marie et Sophie s'enlacent avant que celle-ci ne quitte la scène, aidée des hommes de la sécurité. Chaque spectateur applaudit et est ému mais il y en a une dans la salle, plus émue que les autres, qui pleure doucement sous un flot d'émotions diverses. Sophie s'apprête à la rejoindre ; c'est sa mère. Marie, pendant toutes ces trépidations, a pris place dans son grand sofa et fait mine de zapper sur la télécommande de son téléviseur. Sur des écrans géants, situés derrière elle, défilent des images des journaux télévisés. Au moment où Marie s'arrête sur une chaîne, là, défilent sous les yeux des spectateurs, les images de la guerre en Irak et bien d'autres encore qui ont marquées les téléspectateurs ces dernières années. Marie continue son jeu de scène faisant un va-et-vient entre le sofa, le téléviseur et son public comme pour mieux imprégner la salle des paroles de sa chanson :

« Expliquez-moi pourquoi la mort d'un enfant ?
Expliquez-moi pourquoi ? Je ne la comprends pas !
Des injustices qui sillonnent notre horizon,
Depuis trop longtemps nous mènent à la déraison ! ... ♪

Expliquez-moi pourquoi une guerre en Irak ?
Expliquez-moi pourquoi, je ne la comprends pas !
Des médias qui espionnent le moindre coup d'éclat,
Depuis trop longtemps banalisent ces images démoniaques…… ♪

Au moment où Marie prononce ces quelques phrases, la foule est en délire. Elle applaudit ces dénonciations et redouble de volume pour chanter en cœur le refrain :

Si le pouvoir des mots pouvaient apaiser tous ces maux.
Des proses et des verves, j'en puiserais dans mon cœur à l'infini.
Pour que nous ouvrions les yeux sur tous ces mauvais crédo qui envahissent nos vies, qui nous rendent impuissants face aux mépris ! ... ♪... ♪

La chanson continue et les gens voient défiler sous leurs yeux l'apartheid, des images sur les inégalités raciales :

Expliquez-moi pourquoi, égalité ne rime pas avec naissance ?
Expliquez-moi pourquoi, je ne comprends pas ces différences ?
Des épreuves se cumulent sur une même famille,
Là où d'autres cumulent gloire, santé et vie facile ! ... ♪

Si le pouvoir des mots pouvaient apaiser tous ces maux.
Des proses et des verves, j'en puiserais dans mon cœur à l'infini.
Pour que nous ouvrions les yeux sur tous ces mauvais crédo qui envahissent nos vies, qui nous rendent impuissants face aux mépris ! ... ♪*...* ♪

Là tous les écrans s'arrêtent ! La scène est dans l'ombre et Marie Espérance, seule accompagnée d'une guitare électrique fait pleurer les cordes, une larme rouge sur la joue en guise de protestation contre la souffrance. Elle finit sa chanson en fixant son public, illuminé par la lumière de la poursuite :

Expliquez-moi pourquoi ?
Et si vous me donnez la réponse.
Alors mon cœur meurtri se libèrera de ses ronces,
Et je ne saignerai plus
(La batterie repart de plus belle et accélère le tempo)
à trop demander pourquoi !
Cette vie que l'on mène... ne rime plus avec émoi...... ♪ »

Le concert dure encore avec ce rythme endiablé pendant deux heures mais la fin se fait proche. Un premier rappel permet à Espérance de se changer, se désaltérer et surtout de ré-amorcer un dialogue avec son public. Elle réapparaît sur la scène avec un tee-shirt où une nuit étoilée et une lune semble scintiller avec le jeu de lumière. Sur les grands écrans, des images de la terre vue du ciel, des images de plusieurs étoiles et planètes défilent. Marie s'assoit au bord de la scène. Les spectateurs du premier rang pourraient presque la toucher. Elle s'assoit et sourit à son public qu'elle aime tant. Elle le regarde silencieuse alors qu'un à un les musiciens reviennent en scène. Chacun l'un après l'autre joue de son instrument favori, une musique qui ressemble fort à une berceuse de nuit qu'on laisserait volontiers nous bercer jusqu'au bout du rêve. Seul le guitariste n'est pas revenu et Marie parle enfin :

— Pour cette dernière chanson… (le public siffle et râle à cette annonce)… je ne pouvais pas faire autrement que de faire une fin aussi belle, aussi étoilée… (elle s'arrête de parler et sourit puis…) Je disais donc pour cette dernière chanson, je ne pouvais pas faire autrement que de faire venir une guitariste particulière. Elle est pour moi, spéciale, parce qu'avant tout, elle est mon amie… Sans elle, je ne serai pas là ce soir… C'est elle qui a composé avec moi mes premières chansons dans le fond de mon jardin. C'est elle qui m'a appris et donné le goût de la musique avec une guitare… Elle est enfin exceptionnelle à mes yeux car sans elle, je ne serai pas la femme que je suis aujourd'hui. Lorsque j'ai traversé mes nombreux moments de solitude et de détresse, elle était toujours là pour me remonter le moral. Je vous présente « Tanguy ».

Elle amorce un solo de guitare en guise de bonjour et Marie l'écoute attentivement. Marie se relève et dit : Cette chanson bercée par tant d'étoiles ce soir et par cette lune qui semble nous offrir son plus beau sourire, je l'ai composée pour une amie, une sœur de cœur… comme Tanguy, ici, présente ! Cette âme sœur s'appelle Joey. J'ai une pensée toute particulière pour elle ce soir. Je vous chante donc cette chanson au clair de lune car lorsque nous sommes éloignées l'une de l'autre, comme ce soir, c'est ce spectacle nocturne qui nous rapproche :

« Une douce chaleur tout au fond de mon cœur,
qui est tombée du ciel, qui m'donne ce goût de miel.
Et toutes mes journées, mes étés, mes hivers…… ♪… ♪
Sont bercés par ta lumière.
Tu m'éclaires, Tu m'éclaires…… ♪… ♪

Une voix se fait entendre au fond de la salle. Elle coupe Marie en plein chant. Cette voix un peu tremblotante, avec un petit accent canadien, reprend la suite de la chanson. C'est Joey qui fait son apparition ! Marie très étonnée, se met la main sur le cœur. Elle est surprise et son émotion se lit dans son regard. Joey, elle, chante tout en descendant les marches en direction de la scène :

Une douce chaleur tout au fond d'mon ventricule,
Qui est tombée dedans, qui envahit ma bulle. ♪ ♪
Et toutes mes pensées, mes idées et mes vers,
Sont rythmés par cette lueur, tu es mon âme sœur, tu es mon âme sœur ? ♪

Au refrain, Joey est arrivée sur scène et a rejoint Tanguy qui se met à chanter elle aussi :

A la vie, à la mort et sans aucun effort,
J'vais aimer cette fraternité, je vais t'aimer ♪ ♪
A la lueur du jour ou sous le clair de lune,
J'vais t'aimer pour toujours sans lacune ? ♪

Le couplet suivant c'est Tanguy seule qui chante pour Marie :

Une douce chaleur tout au fond de mon cœur,
Qui est tombée de là-haut, une poussière d'ange. ♪ ♪
Une douce chaleur qui recouvre mon cœur,
Comme un doux châle ? ♪
Tu es mon étoile, Tu es mon étoile. ♪ ♪

Les trois amies réunies sur la scène chantent en cœur, chacune émue en cet instant unique, scellant ainsi devant des centaines de spectateurs leur amitié si sincère, si authentique.

Une douce chaleur tout au fond de mon cœur,
Qui brille dans mes nuits, qui brille dans ma vie. ♪ ♪
Une douce lueur enflammée de douceur,
Qui calme mes soucis. ♪...♪
Tu es mon amie, Tu es mon amie. ♪... ♪

A la vie, à la mort et sans aucun effort,
J'vais aimer cette fraternité, je vais t'aimer.
A la lueur du jour ou celle de la nuit,
J'vais t'aimer pour toujours mon amie !

Mon âme sœur ?... ♪
mon étoile ?... ♪
mon amie♪... ♪
J'vais t'aimer pour la vie ! ♪... ♪ »

Espérance enlace tendrement ses deux amies. Sous un tonnerre d'applaudissements, elles quittent la scène, alors que le public en redemande. Marie dans les coulisses est hystérique, folle de joie. Elle crie le sourire aux lèvres :

— Vous m'avez bien eu toutes les deux ! Mais tu es arrivée quand ?